职业安全与健康防护科普丛书

建筑行业人员篇

指导单位　国家卫生健康委职业健康司　应急管理部宣传教育中心
组织编写　新乡医学院　中国职业安全健康协会

总主编◎任文杰
主　编◎韩　伟
副主编◎黄敏强　李　琴

编　者（按姓氏笔画排序）
卢加发　匡　蕾　刘　伟　汤　瀚　阮中瑞
孙学东　杜学军　李　琴　李　瑞　杨　乐
何　慧　林文昊　周　洋　费思异　倪健慧
姬忠良　黄敏强　韩　伟

人民卫生出版社
·北京·

版权所有，侵权必究！

图书在版编目（CIP）数据

职业安全与健康防护科普丛书 . 建筑行业人员篇 / 韩伟主编 . —北京：人民卫生出版社，2022.9
ISBN 978-7-117-33529-4

Ⅰ. ①职… Ⅱ. ①韩… Ⅲ. ①建筑工程 – 劳动保护 – 基本知识– 中国②建筑工程 – 劳动卫生 – 基本知识– 中国 Ⅳ. ①X9②R13

中国版本图书馆 CIP 数据核字（2022）第 160762 号

人卫智网	www.ipmph.com	医学教育、学术、考试、健康，购书智慧智能综合服务平台
人卫官网	www.pmph.com	人卫官方资讯发布平台

职业安全与健康防护科普丛书——建筑行业人员篇
Zhiye Anquan yu Jiankang Fanghu Kepu Congshu
——Jianzhu Hangye Renyuan Pian

主　　编：韩　伟
出版发行：人民卫生出版社（中继线 010-59780011）
地　　址：北京市朝阳区潘家园南里 19 号
邮　　编：100021
E - mail：pmph @ pmph.com
购书热线：010-59787592　010-59787584　010-65264830
印　　刷：北京顶佳世纪印刷有限公司
经　　销：新华书店
开　　本：710×1000　1/16　　印张：14.5
字　　数：182 千字
版　　次：2022 年 9 月第 1 版
印　　次：2023 年 5 月第 1 次印刷
标准书号：ISBN 978-7-117-33529-4
定　　价：62.00 元

打击盗版举报电话：010-59787491　E-mail：WQ @ pmph.com
质量问题联系电话：010-59787234　E-mail：zhiliang @ pmph.com
数字融合服务电话：4001118166　　E-mail：zengzhi @ pmph.com

《职业安全与健康防护科普丛书》

指导委员会

主　任

王德学　教授级高级工程师，中国职业安全健康协会

副主任

范维澄　院士，清华大学
袁　亮　院士，安徽理工大学
武　强　院士，中国矿业大学（北京）
郑静晨　院士，中国人民解放军总医院

委　员

吴宗之　研究员，国家卫健委职业健康司
赵苏启　教授级高工，国家矿山安全监察局事故调查和统计司
李　峰　教授级高工，国家矿山安全监察局非煤矿山安全监察司
何国家　教授级高工，国家应急管理部宣教中心
马　骏　主任医师，中国职业安全健康协会

《职业安全与健康防护科普丛书》

编写委员会

总 主 编 任文杰

副总主编（按姓氏笔画排序）

王如刚　吴　迪　邹云锋　张　涛　洪广亮
姚三巧　曹春霞　韩　伟　焦　玲　樊毫军

编　委（按姓氏笔画排序）

丁　凡　王　剑　王　致　牛东升　付少波
兰　超　任厚丞　严　明　李　琴　李硕彦
杨建中　张　蛟　周启甫　赵广志　赵瑞峰
侯兴汉　姜恩海　袁　龙　徐　军　徐晓燕
高景利　涂学亮　黄世文　黄敏强　彭　阳
董定龙

总序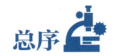

近年来国家出台、修订了《中华人民共和国安全生产法》《中华人民共和国职业病防治法》等一系列的法律法规，为职业场所工作人员筑起一道道的"防火墙"，彰显了党和政府对劳动者安全和健康的高度重视。随着这些法律法规的贯彻落实，我国的职业安全健康工作逐渐呈现出规范化、制度化和科学化。

职业健康危害是人类社会面临的一个既古老又现代的课题。一方面，由于产业工人文化程度较低，对职业安全隐患及健康危害因素的防范意识较差，缺乏职业危害及安全隐患的基本知识和防范技能，劳动者的职业安全与健康问题十分突出；另一方面，伴随工业化、现代化和城市化的快速发展，各类灾害事故，特别是职业场所事故灾难呈多发频发趋势，严重威胁着职业场所劳动者的健康。因此，亟须出版一套适合各行业从业人员的职业安全与健康防护的科普书籍，用来指导产业工人掌握职业安全与健康防护的知识、技能，学会辨识危险源，掌握自救互救技能。这对保护广大劳动者身心健康具有重要的指导意义。

本丛书由领域内专家学者和企业技术人员共同编写而成。编写人员分布在涉及职业安全与健康的各行业，均为长期从事职业安全和职业健康工作的业务骨干。丛书编写以全民健康、创造安全健康职业环境为目标，紧密结合行业的生产工艺流程、职业安全隐患及职业危害的特征，同时兼顾职业场所突发自然灾害和事故灾难情境下的应急处置，丛书的编写填补了业界空白，也阐述了科普对职业健康的重要性。

本丛书根据行业、职业特点，全方位、多因素、全生命周期地考虑职业人群的健康问题，总主编为新乡医学院任文杰校长。本套丛书分为八个分册，分册一为消防行业人员篇，由应急总医院张涛、上海消防医院吴迪主编；分册二为矿山行业人员篇，由新乡医学院任文杰、姚三巧主编；分册三为建筑行业人员篇，由深圳大学总医院韩伟主编；分册四为电力行业人员篇，由天津大学樊毫军、曹春霞主编；分册五为石化行业人员篇，由北京市疾病预防控制中心王如刚主编；分册六为放射行业人员篇，由中国医学科学院放射医学研究所焦玲主编；分册七为生物行业人员篇，由广西医科大学邹云锋主编；分册八为交通运输业人员篇，由温州医科大学洪广亮主编。

本丛书尽可能地面向全部职业场所人群，力求符合各行各业读者的需求，集科学性、实用性和可读性于一体，相信本丛书的出版将助力为广大劳动者撑起健康"保护伞"。

清华大学
2022 年 8 月

序

改革开放以来,随着经济的发展、城市化的推进,中国在基础建设领域取得了巨大的成就。基础建设主要集中表现在公共居住建筑、交通运输、能源动力、水利、电信、环保等方面。近年来,我国完成了一系列超级工程和大规模基础建设,这些惊世工程的背后有着一个默默奉献的群体——建筑工人。据不完全统计,我国建筑业从业人数在5 300万人左右,建筑业从业人员占全国就业人口比重超7%,建筑工人是我国产业工人的重要组成部分,他们是建筑行业发展的基础,为我国的经济发展、城镇化作出了突出的贡献。

建筑施工是一个相对高危的行业,其一线从业人员多为农民工,职业安全意识较为薄弱,但建筑行业本身容易受周围环境的影响,施工的速度加快,因此建筑行业的职业病危害因素来源广、种类多,如果不加强职业病危害知识宣传普及工作,常常给广大一线从业人员尤其是农民工带来不容忽视的身体伤害,这也是我们编写这个分册的初衷所在。他们可能是一个钢筋工,是一个架子工,是一个塔吊工,是一个水泥工,是一个电焊工;但他们也是父亲,是兄长,是儿子。他们修建了无数的高楼大厦,给无数家庭送去了安定的住所。如果因为所处的行业职业危害而导致身心的受损,这不仅可能使得从业人员家庭经济支柱坍塌，还会有长期的病痛折磨。

　　本书从建筑行业人员的健康影响因素出发如粉尘、噪声、高温、振动、化学危害等，列举了主要职业危害和易发的职业病类型比如常见的尘肺病、化学物品中毒、中暑、振动病等，以及职业病的相关概述及诊断和治疗。还介绍了建筑行业常见的意外伤害，相关从业人员为了职业健康应佩戴对应的安全防护用品，比如头部的防护要佩戴安全头盔，眼部的防护需要使用眼罩，噪声严重时需要使用耳塞等，还有对呼吸道、躯干、四肢等的防护及处理办法。从建筑行业人员自我健康维护方面，介绍了如何预防施工现场操作风险，以及对不同的工种对应的风险及防护措施做了详尽的描述。本书的最后部分通过分析典型的真实案例，列举了各个职业病发展的原因和状况，以警示千千万万的建筑行业人员，安全生产无小事，要学会在从业过程中保护自己，只有保护好自己才能给家庭带来希望和幸福，广厦千万间，愿您也能安康回家！

侯世科

天津大学应急医学研究院院长

中华医学会灾难医学分会主任委员

前言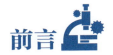

目前，我国建筑行业职业安全与健康问题十分突出，建筑行业所涉及的场所、环境和材料等等对从事人员的安全和身体健康有较多的隐患，但是由于建筑行业大多从业人员文化程度相对较低，对职业安全隐患及健康危害因素的防范意识差，缺乏职业危害及安全隐患的基本知识和防范技能，亟须出版一本适合建筑行业人员的职业安全与健康防护的科普书籍，来指导建筑行业人员掌握职业安全与健康的知识、技能，学会辨识危险源，树立自我健康管理和维护的理念，掌握自救互救技能，对保护广大建筑行业人员的身心健康具有重要的指导意义。为此，我们编写了《职业安全与健康防护科普丛书——建筑行业人员篇》，希望为建筑行业从业人员和普通大众在维护自身安全与健康以及突发意外人身伤害事故时如何正确处理伤情提供一本实用的参考书籍。

本书强调建筑行业的特殊性，并结合最新的循证医学原则和医学常规，通过大量的图片，以更加直观的方式向建筑行业人员普及最新的职业安全与健康防护知识。本书主要内容包括建筑行业人员的健康影响因素、常见意外伤害与健康防护、职业健康安全防护用品、自我健康维护以及典型行业突发事件案例分析等。本书紧密结合建筑行业人员职业安全隐患及职业风险特征，参与编写的成员均为建筑行业、急救与救援医学、健康教育的专家和学者，内容上具有科学性、通俗性、可读性和思想性，编写过程中注重理论与实践相结合、专业与科普相结合，形式上注重图文并茂的特征，坚持"理论够用，实践为主"的原则。

在本书的编写过程中，我们得到了上海建工四建集团有限公司的支持和帮助，在此向他们表示衷心的感谢！本书引用及参考了相关文献，在此向其作者表示感谢！由于编者水平有限，本书难免存在疏漏和不足之处，敬请批评指正。

编者

2022 年 2 月

目录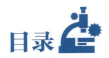

第一章 建筑行业人员的健康影响因素

第一节　建筑行业人员主要职业危害 ……………………………001
　一、粉尘危害……………………………………………………001
　二、噪声危害……………………………………………………003
　三、高温危害……………………………………………………004
　四、振动危害……………………………………………………006
　五、密闭空间危害………………………………………………008
　六、化学毒物危害………………………………………………010
　七、其他因素危害………………………………………………011

第二节　建筑行业人员施工易发的职业病类型 …………………013
　一、硅肺…………………………………………………………013
　二、水泥尘肺……………………………………………………014
　三、电焊尘肺……………………………………………………015
　四、锰及其化合物中毒…………………………………………016
　五、氮氧化物中毒………………………………………………017
　六、一氧化碳中毒………………………………………………018
　七、苯中毒………………………………………………………020
　八、甲苯中毒……………………………………………………021
　九、二甲苯中毒…………………………………………………021
　十、中暑…………………………………………………………021

十一、手臂振动病·· 023

十二、接触性皮炎·· 026

十三、电光性皮炎·· 027

十四、电光性眼炎·· 028

十五、噪声致聋·· 029

十六、苯致白血病·· 030

十七、溺水·· 032

十八、过劳、突发疾病·· 035

十九、病毒（上呼吸道感染等）、伤口感染·························· 036

第三节 职业性疾病概述、诊断与治疗·························· 038

　　一、什么是建筑行业人员职业病·································· 038

　　二、建筑行业人员职业病的鉴别与治疗···························· 039

第二章

建筑行业常见意外伤害

第一节 高空坠落伤的主要原因和风险·························· 054

　　一、高空坠落伤的防护要点······································ 055

　　二、高空坠落伤的应急处理措施·································· 057

第二节 物品打击伤·· 059

第三节 电击伤··· 063

第四节 机械伤害·· 070

第五节 坍塌事故·· 080

第六节　建筑行业其他类型的意外伤害……………………092
  一、车辆伤害………………………………………………092
  二、起重伤害………………………………………………095
  三、灼烫伤…………………………………………………097

第七节　火灾……………………………………………………100

第八节　爆炸……………………………………………………104

第九节　中毒和窒息……………………………………………106

第三章

建筑行业人员职业健康安全防护用品

  一、建筑工地施工现场安全防护口诀……………………110
  二、头部防护——正确佩戴安全帽………………………110
  三、头部防护——眼的防护………………………………114
  四、头部防护——耳朵的防护……………………………119

第四章

建筑行业人员自我健康维护

第一节　建筑工地施工现场及安全防护………………………144
  一、建筑工地总平面布置要求……………………………144
  二、施工人员进入施工现场………………………………147
  三、建筑工地主要危险位置及防护措施…………………148

第二节　不同施工人员风险及防护措施 ·········· 153
　　一、人工挖孔桩挖工 ······································ 153
　　二、土方开挖工 ·· 154
　　三、架子工 ··· 155
　　四、木工 ·· 156
　　五、钢筋工 ··· 157
　　六、泥工 ·· 158
　　七、抹灰工 ··· 159
　　八、焊工 ·· 160
　　九、大型设备操作人员 ·································· 162
　　十、钢结构吊装工 ··· 163
　　十一、高空作业人员 ····································· 164
　　十二、电工 ··· 167
　　十三、装饰装修工 ··· 169

第三节　季节性施工注意事项 ·························· 172
　　一、夏季施工 ·· 172
　　二、冬季施工 ·· 174
　　三、雨季施工 ·· 175
　　四、台风季施工 ·· 177

第四节　安全培训及安全管理制度 ···················· 178
　　一、安全生产组织与责任体系 ······················· 178
　　二、安全教育 ·· 181

第五章

典型行业突发事件案例分析

第一节　坍塌 ···186

第二节　尘肺 ···188

第三节　硅肺 ···189

第四节　苯中毒 ··190

第五节　高温中暑 ·······································192

第六节　手臂振动病 ····································193

第七节　接触性皮炎 ····································196

第八节　电光性皮炎 ····································198

第九节　电光性眼炎 ····································199

第十节　机械性损伤 ····································201

第十一节　电击伤 ·······································203

第十二节　一氧化碳中毒 ······························206

第十三节　苯致白血病 ·································207

第十四节　工程车辆事故 ······························208

第十五节　爆炸事故 ····································209

第十六节　坠落 ··211

参考文献 ···213

第一章
建筑行业人员的健康影响因素

第一节 建筑行业人员主要职业危害

一、粉尘危害

1. 什么是粉尘

粉尘是悬浮在空气中的固体颗粒。在建筑工地现场,这些微粒包括石头尘(二氧化硅)、水泥尘、木屑、电工烟尘和一些重金属粉尘等。

2. 什么是生产性粉尘,生产性粉尘有哪几种

生产性粉尘是指在建筑施工过程中产生并会长期大量悬浮在空气中的固体微粒。这些粉尘的主要来源是对矿石、石料等固体物质进行加工、粉碎、研磨、打光、切削、搅拌、运输等。其次是对上述加工品的包装、搬运、混合、搅拌,如水泥制造和运输,对某些金属冶炼和加热会产生固体烟雾,如电焊、金属加工产生的金属烟雾粉尘。它们是污染施工环境、损害施工人员健康的重要职业性有害因素,可引起多种职业性疾患。遵照生产过程中产生的粉尘,可大致分成两大类:

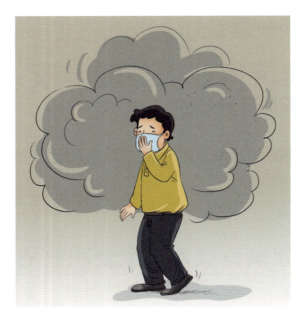

图1-1 粉尘

（1）**无机物粉尘有：**以硅酸盐为主的矿物性粉尘，如石英、石棉等；铅、铁等金属性粉尘，和其他各种重金属及其化合物；人工无机粉尘，如水泥、玻璃纤维等。

（2）**有机粉尘有：**动物皮毛、骨质等动物性粉尘；棉、麻等植物性粉尘；人工有机粉尘，如有机染料、农药、橡胶、纤维等粉尘。在建筑施工环境中，单一粉尘较少见，更多的是多种粉尘混合存在，叫作混合性粉尘。

3. 粉尘对人体的影响有哪些

粉尘对人体的伤害有多种，最主要还是导致呼吸系统的损伤，比如急性的呼吸道感染和慢性肺部疾病。少量吸入的粉尘可以通过正常的呼吸、咳痰等动作排出体外，长期大量地摄入，就会导致肺部组织发生病变，并逐渐使肺硬变，导致纤维化，失去正常的呼吸功能，使人不能进行日常生活、丧失劳动能力，甚至休息时也会出现气短、呼吸困难。而且，这种损伤通常是不可逆转的。

不仅仅是尘肺病，施工产生的粉尘也可能引起支气管哮喘、支气管炎、湿疹、偏头痛等疾病。经常大量接触粉尘，还可能会造成皮肤、耳和眼睛的疾患。粉尘进入耳朵，与耳内的皮脂混合堵塞耳道，可能会导致耳垢栓塞。如果没有佩戴护目镜金属和一些磨料粉尘进入眼睛，长期刺激，可能会引起角膜损伤。一些有毒的化学成分形成的粉尘可引起中毒性疾病，如铅尘可引起铅中毒等。

4. 对粉尘如何防护

施工场所应按国家标准对粉尘进行检测，未达到国家标准时避免进行相关作业的开展。洒水或利用喷淋系统喷洒水雾、消除粉尘，并及时清理现场的落地粉尘。指定沙石、水泥等的堆放点，挡墙洒水或者严密覆盖，施工现场应配备防尘、降尘的装置，施工人员应佩戴防尘口罩。

二、噪声危害

1. 什么是噪声

在建筑施工和构件加工的过程中，机械设备的运转、碰撞、往复运动是噪声最主要的来源。比如土方爆破、挖掘沟道、平整和清理场地、打夯、打桩等作业，如搅拌机、电动机、空压机、钢筋加工机床、木工加工机床等发出的无规则、音调杂乱的声音。按照规定，施工现场的噪声应该小于 85 分贝，但实际上建筑现场的噪声多在这个标准之上，能达到 100～105 分贝。

2. 噪声对人体的危害

噪声给人带来的危害是多种多样的，最严重的是听力的损伤。假如长期在 95 分贝的噪声环境里施工而不进行防护，大约有 20% 的可能会导致听力丧失；长期在 85 分贝噪声环境中时，也有 10% 的人会发生突聋；如果长期在 120～130 分贝的环境下，人会感到耳朵疼痛。长期处于强噪声的环境下会导致烦躁、焦虑、睡眠障碍、头痛、头晕、记忆力减退等神经系统功能紊乱；还会出现心率快、血压高、心律不齐、传导异常等心血管系统功能紊乱；此外，还可能导致内分泌功能的紊乱，比如甲亢、肾上腺皮质功能紊乱、性功能异常、月经失调等，还可能影响消化功能，出现食欲减退、恶心等症状。

3. 如何控制和管理职业噪声

施工场所噪声分贝的高低和工人接触噪声的时间长短是影响建筑工人健康最重要的两个因素。

利用吸声材料或结构，降低厂房内的反射声，对于空间较大，室内混响时间较长的场所降噪效果最好。施工单位要对行业专业施工人员安排听力保护计划，其主要内容包括环境的噪声测试、施工人员听力测定、护耳器的选择和使用，以及工人的教育培训等。施工单位要对行业专业施工人员行定期的听力测试，以避免受到噪声损害的工人的听力继续恶化。如果发现已经存在听力损害，要及时采取相关措施对其听力进行保护。施工单位要对行业专业施工人员提供优质护耳器，教育其如何使用护耳器，并督促其坚持佩戴护耳器。采取轮流作业，杜绝超时工作。

三、高温危害

1. 什么是高温危害

建筑工程施工作业多为露天工作，夏季高温炙烤、阳光强烈，且有沥青制备、焊接、预热等工作会产生热源，这些导致的高温都会对人体造成危害。不仅使人体温调节错乱、水盐代谢受到影响，还会导致中暑，严重时出现热射病、热痉挛、热衰竭等。

2. 高温对人体的影响

根据损伤程度，高温危害可以分为3个等级。中暑先兆会出现乏力、出汗量增多、烦渴、头昏、恶心、耳鸣、胸闷，体温可能比正常略高。轻度中暑：除以上表现外，体温会明显升高到 38℃以上，皮肤有灼热感，呕吐、脉搏加快等循环不足的表现。

重症中暑有热痉挛、热衰竭和热射病三类。健康青壮年中暑时常出现热痉挛症状，其表现是在高温环境下工作后出现短暂反复的肌肉抽动，几分钟会自行缓解。这可能与大量出汗后仅补充了水，而没有补充电解质有关。年老体弱者严重中暑时，会发生热衰竭。患者常表现为大量出汗，伴有乏力、头昏、头痛、恶心、呕吐等症状。这时如果不及时治疗，人体的温度会不断升高，出现神经功能紊乱的表现，就是热射病。热射病又可以分为两个类型，劳力型和非劳力型。劳力型热射病是人体长期处于高温、无风的环境中，高强度体力劳动一段时间后，出现发热、忽然晕倒、神志不清等。随后体温快速升高，患者会表现出谵妄、嗜睡和昏迷。并且患者可伴有肝功能损伤、肾功能损伤、凝血功能损伤、横纹肌溶解等多个器官功能衰竭的表现，病情发展非常快，死亡率很高。非劳力型热射病发病进展比较慢，起初不易察觉，1～2天后症状会突然加重，逐渐出现意识模糊、昏迷等。患者体温也明显升高，可以达到最高42℃，可有多器官功能衰竭的表现。

3. 高温损害的预防与治疗

高温季节应避免在气温过高时段进行施工，减少施工人员加班，保证施工者有充足的休息和睡眠时间。以轮流作业的方式代替单人持续作业，保证每个施工人员的休息次数和休息时间。当气温超过 37℃时，应当取消施工计划。施工现场附近或休息区域应该提供有风扇或空调的休息室和浴室。施工人员多饮用含盐清凉饮料，避免脱水。

如在工作中已经出现中暑先兆或轻度中暑的表现，应马上离开现场的闷热环境，去往通风阴凉的环境，脱去患者全身衣物以便散热。用湿毛巾擦拭全身，吹风扇，利用水分蒸发带走热量。对病情进行监测，要持续监测体温、脉搏呼吸和血压的变化，给予患者饮用淡盐水、绿豆汤等降暑饮料，如以上措施不能缓解症状或出现重度中暑表现，应该立即送至医院就医。

四、振动危害

1. 什么是振动危害

有些建筑施工活动存在手传振动或者全身振动的危害。小强度、低频率的振动会增强人体神经和肌肉组织的兴奋性，随之基础代谢和活动能力也会增加。但是当振动的频率加快、强度变强到一定程度时，就会对人体造成不良影响，并导致疾病发生。产生手局部传导振动的常见施工项目有：混凝土振动棒、凿岩机、风钻、电钻、电锯、砂轮磨光机等手动工具作业。产生全身振动的项目包括：挖土机、铺路机、压路机、打桩机、移动沥青铺设机和整面机等施工机械和运输车辆作业。

2. 振动危害对人体的损伤有哪些

局部振动引起的人体疾病以局部振动病为主，表现为手的末梢循环或者手臂的神经功能障碍，也叫作雷诺病。这些局部神经肌肉的损伤会引起手臂骨关节及肌肉活动和感觉异常。表现为手麻、手痛、手胀、手僵，还有头痛、失眠、乏力、注意力不集中等，其典型症状是受冷后手指变白。全身振动病常表现在腰部和下肢的周围神经和血管功能的改变，表现为腿脚痛、下肢疲劳及感觉异常，也会引起中枢神经如前庭器官功能紊乱，出现眩晕、恶心、面色苍白、血压升高、心率加快、疲倦、睡眠障碍等。全身振动引起的功能性改变，脱离接触和休息后，多能自行恢复。

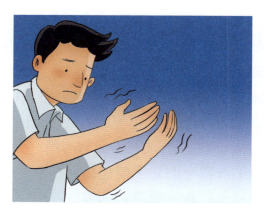

图 1-2 振动

3. 振动危害的预防

振动相关施工作业有明确且严格的国家有关卫生标准，施工单位应该改进工艺过程，尽量减少手及身体直接接触振动体，防寒保暖，预防手受冷风侵袭，减少寒冷对振动的联合作用。

对于局部振动损害，最主要的防护用品是戴防振手套。这种手套在纱手套或者皮革制手套基础上，在手套掌部加一定厚度的泡沫塑料、乳胶以及空气夹层来吸收振动，减轻对手掌局部的长期振动。手持振动工具应安装防振手柄。改良振动工具，减轻重量，改良手持工具时的施工姿势，防止连续保持相同姿势，以减轻肌肉负荷，减少长期上举手臂的姿势进行振动作业。使用多名工人进行轮流作业，以增加每个人的休息次数和休息时间，避免同一工作者长期进行振动作业的时间。长期进行振动作业的施工人员，如果出现手部麻木、胀痛、手掌多汗、手臂无力和关节疼痛等症状者，应每年检查一次，密切观察病情变化。轻度振动病患者，应该调离接触振动作业的岗位，进行适当治疗，并根据情况安排其他工作。中度和重度振动病患者必须调离振动作业，积极进行治疗。

五、密闭空间危害

1. 什么是密闭空间

许多建筑施工作业活动存在密闭空间作业。GBZ/T 205—2007《密闭空间作业职业危害防护规范》指出密闭空间是：与外界相对隔离，进出口受限，自然通风不良，足够容纳一人进入并从事非常规、非连续作业的有限空间。主要包括：排水管、排水沟、螺旋桩、桩基井、桩井孔、地下管道、烟道、隧道、涵洞、地坑、箱体、密闭地下室等。

2. 密闭空间潜在的危害有哪些

通常与密闭环境有关的危害包括缺氧窒息、有毒气体或存在易燃气体。密闭空间中，氧气是维持生命不可缺少的，空气中的氧气含量约为21%，当空气中的氧气含量低于18%时会造成缺氧，工作人员会感觉疲倦、头痛、头晕、呕吐及昏迷。如果氧气浓度过高时，所有可燃物如衣服、头发，更容易引起猛烈燃烧。有的空间如污水井，可能含有硫化氢、二氧化硫、一氧化碳等有毒气体，吸入一氧化碳后，它会与血红蛋白形成一个牢固的组合，令氧气不能结合，导致施工人员窒息、昏迷甚至死亡。且一氧化碳无色无味，很难被察觉，导致施工人员中毒却不自知，从而难以及时逃离现场。密闭空间还可能含有二氧化碳或其他惰性气体、含有甲烷等可燃性气体或可燃性粉尘等复杂情况。甲烷等可燃气体可引起爆炸及火灾，易燃性空间是由空气中的氧气与易燃性的气体、烟雾或尘埃混合而成。一般来说，在密闭空间内，如果易燃气体的浓度高于可爆炸下限的10%，则视为危险的浓度，不适宜进入。有的密闭空间内有电缆、电线、变压器等电力设备，在潮湿的空间可能潜在电力危害，会有触电、灼伤等危险。而且在密闭环境中，工作人员可能会因为过冷、过热、潮湿等情况消耗大量体力，导致中暑、虚脱、幽闭恐惧症等状况发生。

3. 密闭空间危害的防治

根据 GBZ/T 205—2007《密闭空间作业职业危害防护规范》，所有在密闭空间的从业人员必须获得准入资格，设置警示标志，防止未经许可人员进入，施工场所必须配备通风设备、个人防护用品、检测设备、照明设备、通信设备、应急救援设备等。

保持通风：在存在危险气体、蒸气、雾、烟、尘、氧气不足或温度极高的环境中，必须加装通风设备，自然通风的方法不完全可靠。

进行气体检验：进入密闭环境施工前，必须由专业人员对氧气、易燃气体及有毒气体进行测试，以确保密闭空间内的气体成分低于危险浓度。

注意防火：如密闭环境内存在火灾或爆炸危险，则需要消除一切火源隐患。所有电器必须是防火或设有防爆设备。氧气筒及其他压缩气筒不可带入密闭空间。不得将不必要使用的焊接及切割用具放在密闭场所。

当有施工人员不适或发生危险时，应立即报警并发出有效呼救信息，包括各种呼叫、敲打震动传导等；加强现场自救、互救意识，包括如解开衣领纽扣改善通气、对昏迷者保持平卧抬高下颌、并清理其口腔内异物、并迅速使用安全绳等吊救系统离开密闭作业场所到空气流通地带；施工单位必要时组织员工学习针对呼吸、心搏骤停者立即开展现场心肺复苏操作，并尽快拨打"120"电话；注意保障现场被施救者的保暖措施；及时告知救援医务人员密闭空间可能存在的毒物或危险相关信息，以便医务人员有针对性地开展现场救援和后续救治。

六、化学毒物危害

1. 化学毒物有哪些

许多建筑施工现场会产生多种化学毒物。涂料作业经常接触的油漆和装饰胶中含有甲醛、苯、甲苯、二甲苯、游离甲苯二异氰酸酯以及铅、汞、镉、铬等金属毒物;爆破作业常产生氮氧化物、一氧化碳;防水作业常面临沥青烟、煤焦油、汽油等有机溶剂和石棉,防腐作业产生沥青烟;电焊作业产生锰、镁、铬、镍、铁等金属化合物、氮氧化物、一氧化碳、臭氧等;地下储罐等地下工作场所容易产生硫化氢、甲烷、一氧化碳和缺氧状态。

2. 化学毒物中毒的表现

常见职业中毒分为急性中毒、慢性中毒和亚急性中毒。急性中毒多由施工事故造成,导致人体短期吸收大量毒物,常会危及生命。慢性中毒是施工生产过程中最常见的,是由于生产过程中长期过量接触有毒物质引起的中毒,常常由于防护措施缺乏或不当造成。亚急性中毒是介于急性和慢性之间的中毒,往往接触毒物数周或数月可突然发病。

在施工生产过程中,毒物主要通过呼吸道吸入、皮肤接触后吸收、经消化道食入等方式导致中毒。化学毒物通过上述方式进入血液循环,并分布至各个器官,并在体内转化、合成、分解,以至于产生不同的影响。对胃肠道,可能引起恶心、呕吐、腹泻、腹痛,严重者可能导致肝功能损害;对心血管系统,可能引起心律失常、休克等,吸入性的中毒,可能导致急性肺损伤、吸入性的肺疾病;对中枢神经系统,可能导致头晕、头痛、癫痫发作、甚至昏迷。长期大量接触苯系物质,可能导致血液病。接触中毒可能导致接触性皮炎、色素沉着、皮肤过度角化、严重者可能导致基底细胞癌和鳞状细胞癌。

3. 化学毒物中毒的预防

设置有效的通风设备，施工单位应使用低毒或无毒的产品代替有毒产品，并为施工人员提供有效防护措施，如接触挥发性有毒物品时，提供有效的防毒口罩或防毒面具；接触经皮肤吸收或刺激性、腐蚀性物品时，提供防护服、防护手套和防护眼镜。工作人员自身也要高度警惕，不在施工现场进食、饮水，下班后及时更换衣物。

放置或使用有毒物品的施工地点应设置警示线、警示标识和说明，防止未佩戴防护用具人员误闯入。施工单位在采购、使用危险化学品时，也应当组织学习如何管理及发生意外时的逃生路线及急救措施。

如发现他人中毒，救护者必须先确保自身安全，以免救护者自身中毒。如患者已昏迷，继续检查其呼吸、脉搏，及时施行心肺复苏。经口中毒者如清醒应尽力催吐；对于意识不清的患者要尽快将其送到医院实施洗胃、导泻、利尿等措施；经皮肤中毒者，脱除衣物后用大量清水彻底冲洗；眼睛因中毒受损应尽快用清水冲洗眼睛。及时拨打"120"电话求救。求救时重点讲清楚中毒者的清醒程度、是否呕吐、初步提供引起中毒的可疑毒物，并搜集现场遗留的毒物、药袋、药瓶及食物标本、呕吐物等，交给医护人员以备检验。

七、其他因素危害

许多建筑施工活动还存在其他的危害因素，如电焊会导致紫外线危害；潜水、隧道作业会引起施工者高压反应；在高原作业时可能导致缺氧、低气压；在北方或冬季作业时会导致低温损害；吊臂起重机、塔式起重机、升降机作业属高空作业，易发生坠落；生物因素的影响表现在：旧建筑物和污染建筑物的拆除、疫区作业等可能存在炭疽、森林脑炎、布鲁氏菌病、虫媒传染病和寄生虫病等疾病的发生。

1. 紫外线的预防和控制

施工现场改善施工技术，如使用自动或半自动焊接设备，使施工人员尽量远离辐射源；从事电焊工作等要佩戴专用的面罩、防护眼镜、防护服和手套；禁止无关或未进行防护人员进入产生紫外线的施工现场。

2. 高气压的预防和控制

隧道、沉箱等施工作业人员应严格遵守高压施工制度，熟练减压操作和其他高气压施工安全操作。

3. 高原、低气压工作环境的预防

根据对工作人员的身体状况安排其能适应的劳动强度，有禁忌证的人员不要冒险从事高原工作。从未进入高原地区的工作人员要减轻其劳动强度，待其适应后慢慢调整劳动量。施工人员要注意保暖，预防呼吸系统疾病、冻伤等情况发生。

4. 低温的预防和控制

在低温环境下尽量使用自动、机械技术，来代替人工在低温环境中作业，尽量缩短作业时间。施工人员应当配备防寒服、防寒手套等个人防寒用品，做好防寒保暖措施，在施工场所周边设置取暖室。

5. 高处作业

遇到暴雨、台风等恶劣天气时，不能进行露天高处作业，以免发生意外。施工人员如患有高血压、恐高症、癫痫、晕厥史等禁忌证施工人员禁止从事高处作业相关的工作。

6. 生物因素的预防控制

施工人员到疫源区域作业前，要接种相应疫苗，施工前要进行全面消杀，正确佩戴好防护口罩、面罩、手套、防护服等。宿舍配备有效的窗纱和蚊帐等。如有疑似感染者，需及时隔离并送医。

第二节 建筑行业人员施工易发的职业病类型

一、硅肺

1. 什么是硅肺

硅肺是由于长期吸入大量游离二氧化硅的粉尘所引起的肺部疾病，发病较为缓慢，一般为 5～10 年，长者可达 20 年。主要表现为全肺广泛的结节纤维化，会影响患者肺功能，导致丧失劳动能力，甚至发展为肺心病。

2. 矽尘的主要成分

中国《工业企业设计卫生标准》将粉尘中游离二氧化硅含量按 10% 划界，含量大于 10% 者列为矽尘，小于 10% 者列为一般粉尘。游离二氧化硅在自然界中以自由状态存在，是硅与氧的化合物，有结晶型或非结晶型两种形式。结晶型游离二氧化硅有石英、鳞石英、方石英等三种异构体。

3. 硅肺患者有哪些表现

早期：患者无症状或症状不明显，也可有咳嗽、咳痰症状，少数患者可有血痰。中期：可能出现胸痛，多位于前胸中上部的一侧或两侧，与呼吸、运动等无关。晚期：肺部广泛纤维化，肺泡大量破坏，不能进行正常的肺部气体交换功能，会出现低氧、肺气肿、肺源性心脏病等疾病。

4. 如何预防硅肺

工作场所通风，革新技术，源头上减少硅尘的产生。工作场所加湿可以有效地防止粉尘飞扬。加强防尘宣传，普及防尘知识，使施工人员自身更加重视防护，充分了解粉尘危害。工作人员合理、正确地使用防尘口罩、防尘服等个人防护用品。定期对施工人员进行体检，有禁忌证人员应该及时调离施工岗位。

二、水泥尘肺

1. 什么是水泥尘肺

水泥尘肺是由于大量吸入水泥原料粉尘而引起的一种尘肺，一般发病工龄在 20 年以上，最短为 10 年。水泥尘肺病理改变为病灶处的肺气肿，并有间质纤维化，严重者可形成大块病灶。

2. 水泥粉尘的成分有哪些

水泥是人工合成的无定型硅酸盐，由石灰石、黏土、铁、煤、矿渣和石膏等成分组成。水泥原料（生料）含游离二氧化硅一般超过 5%，生产水泥的熟料所含总硅量为 20%～24%，此外，水泥粉尘中还有钙、铅、铁、镁等化合物及铬、钴、镍等微量元素。

3. 水泥尘肺的表现

早期临床表现：出现轻微气短，只有在快走、爬山、上楼时加重。中期：多会出现干咳，肺部听诊没有明显的体征，但并发感染时会出现咳嗽、咳痰加重。晚期：肺功能会出现改变，以吸气费力为主。

4. 如何预防水泥尘肺

在易扬尘的位置设置警示标识，不得随意拆除。工作场所加湿并喷洒水雾，以吸附空气中的杂质和粉尘颗粒，有效地防止粉尘飞扬。施工人员重视防护，充分合理、正确地使用防尘口罩、防尘服等个人防护用品。

三、电焊尘肺

1. 什么是电焊尘肺

电焊尘肺：长期吸入大量电焊烟尘所致的尘肺。发病工龄一般为 10～20 年。在浓度较高的电焊烟尘中，3～5 年即可发病。发病早晚与粉尘浓度、气象情况、焊接类型等有密切关系，此外，在发病时间和疾病进展速度上存在个体差异。

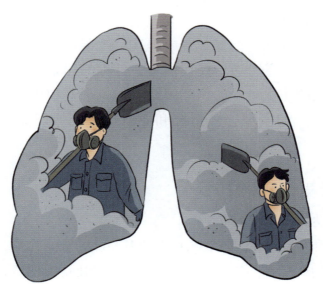

图 1-3　尘肺

电焊烟尘：因为焊接过程中产生的高温使焊条芯、焊药和被焊接物质熔化蒸发，散逸到空气中被氧化冷凝成细微颗粒的气溶胶。

2. 电焊烟尘的成分

电焊烟尘可由于焊条成分种类不同而有所差异。如使用焊条 T422 焊接时，烟尘成分主要是：非结晶二氧化硅、氧化铁、二氧化锰、氮氧化物、氟化物、一氧化碳、臭氧等；如使用 0507 焊条

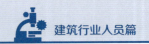
建筑行业人员篇

时,除上述化合物外,还有氧化镍、氧化铬等物质。因此,电焊尘肺是一种混合性尘肺。

3. 电焊尘肺患者有哪些表现

早期:鼻干、咽干、较轻的干咳、痰少、胸痛、胸闷;中期:肺功能异常,胸部 X 线尘肺表现;晚期:并发症发生,慢性支气管炎、肺气肿、肺源性心脏病。

4. 如何预防电焊尘肺

由于电焊尘肺尚无特效治疗,主要在于预防和早发现早诊断,及时调离电焊作业环境。加强电焊作业场所的通风和防尘措施,尽量降低粉尘浓度。例如:罐内焊接;改善技术工艺,尽量实现焊接的自动化;尽可能地使用低尘、低毒的焊条;操作过程中要佩戴好标准的防尘口罩,例如:佩戴送风头盔和送风口罩;定期拍胸片体检,如发现呼吸系统和心血管系统疾病等应尽快调离岗位。

四、锰及其化合物中毒

1. 何为锰及其化合物

锰:颜色为灰色,质地脆且硬的有光泽的金属物质,它的化合物超过六十多种。较常见的有铬酸锰、二氧化锰、四氧化三锰、硫酸锰、氯化锰等。

2. 锰中毒容易出现在哪些职业环境

锰矿石的开采、冶炼和运输加工;电焊条的制造和使用,干电池制造和染料产业中的部分岗位作业。此外,还出现在陶瓷、玻璃、染料、油漆、塑料、火柴、橡胶合成、化肥制造和医药生物工程等工业领域。

3. 锰是如何致病的

锰主要以其化合物烟尘形式通过呼吸道吸收,贮存于脑、肝、肾、胰等器官组织细胞中。当机体内环境锰浓度超过一定限度时可以阻止机体能量代谢，引起中毒。在职业环境中慢性中毒是锰中毒的主要表现形式。

4. 锰中毒有哪些表现

发病工龄一般为 5～10 年。主要表现为神经系统毒性：

轻度：嗜睡、精神不振、精神萎靡、注意力无法集中、缺乏对周围事物的兴趣、记忆力减退、四肢麻木疼痛感觉障碍、小腿肌肉痉挛等。

中度：步态不稳、缓慢、容易绊倒，面部表情僵硬、口吃、语言表达贫乏单调、声音低沉，无法完成精细动作等。

重度：四肢粗大的震颤，该震颤可使头部、下颌和颈部受累；反应迟钝、感情淡漠、不自主哭笑、易激怒等。可出现粪锰、尿锰超标，脑电图异常。

5. 如何防治锰中毒

严格把握职业禁忌：神经系统和精神疾病患者，明显的肝、肾功能及内分泌功能障碍的工作人员，不能从事该工种作业。由于锰中毒，因此呼吸道防护至关重要，如佩戴防尘口罩等。

对锰作业人员应该进行就业前体检和从业过程中定期体检，发现体内锰超标应尽快调离岗位。员工一经确诊，应立即调离作业施工现场，前往职业病专科医院就诊。

五、氮氧化物中毒

1. 什么是氮氧化物

氮氧化物是多种含氮氧的化合物总称，五氧化二氮、四氧化二氮、三氧化二氮、二氧化氮、一氧化氮和氧化亚氮等。职业环境中所接触到的是几种化合物的混合气体，称为硝气（烟），主要是以二氧化氮为主的一氧化氮和二氧化氮的混合物。

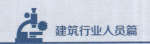

2. 氮氧化物中毒的职业环境

如硝酸制造等含氮化工产品制造业；亚弧焊、电焊、气割及电弧发光业；农业饲料和谷物保管，缺氧条件下发酵，可生成氮氧化物产生"谷仓气体中毒"。

3. 氮氧化物中毒有哪些表现

急性中毒表现为轻度、中度、重度。轻度中毒表现为：咳嗽、咳痰、胸闷等，伴有轻度头晕、头痛、心悸、无力、恶心、发热等症状。中度中毒表现为：胸部束缚感、呼吸困难，咳嗽加剧，咳痰或咳血痰，头晕、头痛、无力、心悸、恶心等症状，轻度发绀。重度中毒表现为：可出现上述中度急性中毒表现，甚至发生昏迷、窒息等症状。

而慢性中毒：主要表现为神经衰弱综合征及慢性呼吸道炎症，导致肺气肿和肺纤维化。

4. 如何防治氮氧化物中毒

急性中毒患者应迅速脱离中毒现场，仰卧休息、保温。有呼吸困难发生的患者需要吸氧并给予气管切开、环甲膜穿刺等紧急处理，立即转往职业病专科医院或有救治能力的医院。

5. 预防措施

主要有改革生产工艺，生产密闭化，加强排毒通风设备的配置，控制环境中氮氧化物浓度；定期检修生产设备，减少毒物泄漏现象发生，严格遵守安全作业操作规程；增强个人职业防护意识，正确佩戴送风式防毒面具等；有明显呼吸系统和心脑血管系统等疾病人群，不适宜从事该工种作业。

六、一氧化碳中毒

1. 什么是一氧化碳中毒

一氧化碳中毒：含碳物质燃烧不充分所产生的含有一氧化碳的气体通过呼吸道吸入肺所引起的组织细胞缺氧而中毒。对全身的组织细胞均有毒性作用，尤其是对大脑的影响最为严重。

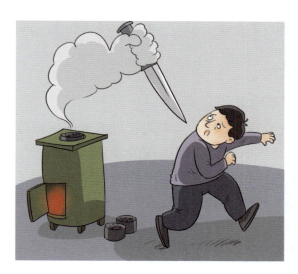

图 1-4　一氧化碳中毒

2. 一氧化碳中毒的环境特点

通常具备煤气生产条件的厂矿接触史；集体性是职业中毒的重要特点之一；冬季生火取暖是生活性中毒的常见情况，室内通风不良所致；使用燃气热水器也是煤气中毒的重要原因之一。

3. 一氧化碳中毒有哪些表现

轻度：头痛、头晕、心悸、乏力、恶心、呕吐、视物模糊。

重度：昏迷，口唇及皮肤黏膜呈樱桃红色，呼吸及脉搏频率加快，四肢肌张力增高，呼吸衰竭、心脏功能衰竭。

抢救苏醒后：迟发性脑病是主要症状，表现为木僵痴呆，麻痹震颤、偏瘫，癫痫发作、运动感觉障碍等。血中碳氧血红蛋白呈阳性。

4. 如何防治一氧化碳中毒

发现中毒，立即脱离中毒环境，呼吸新鲜空气，送往有能力救治的医院救治。政府应广泛大力宣传室内使用煤火的安全须知；居民应禁止使用直排式、烟道式燃气热水器，安全使用燃气热水器；驾驶员在开车时，尽量避免发动机长时间空转，保持车内通风；在可能产生一氧化碳的厂矿企业、车间、家庭等场所安装一氧化碳报警器。

七、苯中毒

1. 什么是苯中毒

苯中毒：指口服或吸入含苯的有机溶剂或高浓度苯蒸气后，出现以中枢神经系统麻醉为主要表现的疾病。

慢性苯中毒：指苯及其代谢产物酚类直接抑制了骨髓的造血功能。最终发展为再生障碍性贫血或白血病。

急性苯中毒：多为口服或吸入含苯的有机溶剂所致，含苯的有机溶剂包括稀料、油漆、工业胶水等。

2. 易发生苯中毒的职业

油漆工，防腐作业工种，建筑行业防水作业工种。

3. 苯中毒有哪些表现

急性中毒：吸入高浓度苯蒸气后，出现头痛、头晕、恶心、呕吐、意识模糊、四肢无力、步态蹒跚。重症者出现昏迷、躁动、抽搐，伴有眼部和上呼吸道刺激症状，结膜和咽部充血。直接误吸苯液体后可出现肺炎、肺水肿、肺出血和麻醉症状。

慢性中毒：常见神经系统表现为神经衰弱和自主神经功能紊乱，可出现疼痛、麻木、触觉减退等肢端感觉障碍，也可有多发性神经炎表现。除神经系统外，还影响造血系统，它是慢性苯中毒的主要特征之一，以白细胞和血小板计数减少最为多见，最终导致白血病等血液系统疾病。

将患者尽快脱离中毒环境是急性吸入中毒最重要的抢救措施。移至户外新鲜空气环境中，脱去被污染的衣服，用温肥皂水清洁冲洗皮肤，注意保暖。清醒患者使其深呼气。症状较重患者应迅速送往有救治能力的医院救治。

4. 预防措施

苯等有机溶剂应妥善保管，标识清晰，以防误服；工人油漆调配、刷漆、涂抹胶水等工作时注意环境通风和呼吸道保护；勿在苯浓度较高的环境内长时间停留。

八、甲苯中毒

甲苯中毒：指口服或吸入含甲苯的有机溶剂或高浓度甲苯蒸气后，出现以中枢神经系统麻醉为主要表现的疾病。

甲苯中毒的易发人群、表现及防治同苯中毒部分。

九、二甲苯中毒

二甲苯中毒：指口服或吸入含二甲苯的有机溶剂或高浓度二甲苯蒸气后，出现以中枢神经系统麻醉为主要表现的疾病。

二甲苯中毒的易发人群、表现及防治同苯中毒部分。

十、中暑

1. 什么是中暑

中暑：机体在长时间的热辐射和高温作用下，人体的体温调节出现障碍，从而发生的一种急症。除了环境温度高、烈日暴晒外，高强度的工作、超长的时间、睡眠严重不足、疲劳过度等情况均为中暑常见的诱发因素。

2. 中暑的分类及表现

先兆中暑：高温环境中，患者出现头晕、头痛、口渴、多汗、四肢酸软无力、动作不协调等，体温略高或正常。

轻症中暑：患者体温在38℃以上，大量出汗、面色潮红、头晕、口渴，或四肢厥冷、面色苍白、脉搏增快、血压下降或休克等表现。

重症中暑：最为严重的一种类型，救治不及时将会有生命危险。重症中暑可分为以下四种类型。

热痉挛：常发生于大量出汗，大量饮水后，但盐分（电解质）补充不足导致的血钠浓度急剧下降，骨骼肌突然出现阵发性痉挛性疼痛是热痉挛的主要表现。

热衰竭：常发生于老年人和短时间内不能适应高温环境的人。主要症状是头痛、头晕、心慌、口渴、恶心、呕吐、皮肤厥冷、血压下降、晕厥或意识模糊。该类型患者体温往往稍高或正常。

日射病：因日光直接照射头部引起机体的强烈反应。是重症中暑的一种。表现为呼吸和周围循环衰竭现象。体温升高可能不明显，出现头痛、头晕、眼花等症状，重者可昏睡。

热射病：患者在高温环境中长时间从事重体力劳动，机体产热过多，而散热不足，所致其体温急剧上升。发病早期出现大量冷汗，随后无汗、呼吸快且浅、脉搏细速、躁动不安、血压降低、意识模糊，继而昏迷伴随肢体抽搐；重症患者可发生脑组织水肿、肺水肿、心力衰竭等症状。

3. 中暑如何预防

喝水：慢慢喝，新鲜加淡盐的温开水，定时饮水，不要等口渴。

饮料：可以喝稀释的含钠电解质饮料，尽量不要摄入咖啡因、酒精，远离烟草。

慢慢适应气温变化：施工现场量力而行，不要逞能，适当休息。

及时散热：冷水冲淋头部和颈部，水分蒸发过程中帮助散热。

注意体重变化：身体渐渐虚脱，如发现体重几天内急剧下降，应加以留意。

佩戴安全帽：戴安全帽可以降低头颈部吸热速度，并且可以保障施工安全，谨防中暑晕倒所致头部二次损伤。

尽量减少皮肤裸露：减少吸收更多的热辐射，纯棉衣物与赤膊相比更有防暑功效。

穿浅色衣物：棉质及聚酯合成的衣物最为透气。

多食新鲜水果蔬菜：各种瓜类水果，多吃苦味蔬菜。

多洗澡：散热，使汗水离开身体。

保证充足睡眠：合理安排作息时间。

控制情绪：保持心情舒畅，防止"情绪中暑"发生。

4. 中暑如何急救

迅速将患者移至阴凉、通风处，或空调房，解开患者衣裤，以利于患者快速散热。

迅速降低体温：冷敷、酒精擦浴，外用清凉油、风油精，口服退热药，必要时服用镇静药。

快速转运到有能力救治的医院进行治疗。

救护原则：抓紧时间、迅速降温、纠正水和电解质及酸碱平衡失调，防治循环衰竭、休克及肾衰竭。

十一、手臂振动病

1. 什么是手臂振动病

手臂振动病：患者长期从事手臂振动作业而导致的以手部末梢循环或手臂神经功能障碍为主要表现的疾病，并能引起手臂骨关节或肌肉的损伤。好发部位常见于上肢末端，典型表现为阵发性手指皮肤变白。

2. 容易发生手臂振动病的工种有哪些

操作锤打工具者，如空气锤、凿岩机、风铲、筛选机、捣固机等。

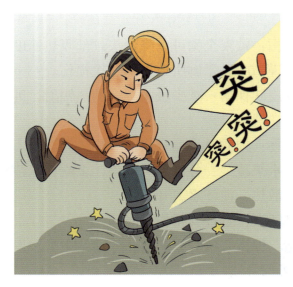

图1-5　振动施工

手持转动工具，如风钻、电钻、喷砂机、钻孔机和抛光机等。

使用固定轮转工具，如电锯、砂轮机、球磨机和抛光机等。

驾驶运输车辆、操作农业机械，如驾驶各种汽车、使用农用脱粒机等。

3．手臂振动病分级和表现

观察对象：长期从事手传振动作业的工人，职业过程中出现手麻、手痛、手涨、手臂无力、手掌多汗和关节疼痛等症状。并有下列表现之一者：

手部冷水复温试验：复温时间延长，复温率降低，手指痛觉和指端振动觉减退。

轻度振动病：具有发作性白指范围仅累及指尖，未超出远端指节，仅在遇冷时偶尔发作或者手部振动觉、痛觉明显降低或指关节变形、肿胀，神经肌电图表现：神经传导速度降低或远端潜伏时延长的特征。

中度振动病：具有白指累及范围至远端指和中节指（偶见近节指），在冬季较多发；或手部肌肉轻度萎缩，神经肌电图表现为神经源性损害。

重度振动病：具有多数手指的近、中、远节指均可出现白指发作，还可累及手掌，发作频率高，严重者可发生远节指坏疽，或手部肌肉萎缩严重，出现"鹰爪样"畸形，严重影响手功能。

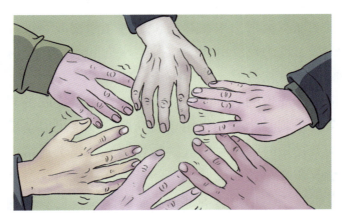

图 1-6　手臂振动病

4. 手臂振动病如何治疗和预防

需根据病情综合治疗。可应用血管扩张和神经营养药物，中医药治疗并可结合物理疗法、运动疗法等。必要时进行外科治疗。加强个人职业防护，注意手部和全身保暖。

观察对象：通常无须调离振动作业工种，应每年至少一次的体检复查，密切观察手部血运、感觉、运动等病情变化。

轻度手臂振动病：调离手传振动作业的岗位，适当治疗，并根据疾病恢复与进展情况安排其他工作。

中度和重度手臂振动病：必须尽快调离振动作业岗位，职业病医院积极治疗，需要相关部门作出劳动能力鉴定。

十二、接触性皮炎

常发生于混凝土搅拌机械作业、油漆作业、防腐作业的情况下。

1. 什么是接触性皮炎

接触性皮炎是皮肤接触某些化学、物理或生物性物质后出现的接触部位或者更广泛皮肤区域的炎症反应。

急性接触性皮炎常由单次暴露于某种刺激物或腐蚀性化学物质引起。症状常表现为皮肤红斑、水肿、水疱和渗液。反应一般局限在接触部位，伴有灼烧感、刺痛感或疼痛感。

慢性接触性皮炎的病理改变和刺激物作用于皮肤的累积效应有关，可以是轻微刺激物长期作用于皮肤所致，也可以是反复出现的低浓度强刺激物短时间接触引起。慢性接触性皮炎通常表现为皮肤损伤和修复改变并存，如皮肤红斑、苔藓样变、角化过度、脱屑和皲裂。常发生于指尖、手背等部位。暴露于挥发性刺激物或使用化妆品的患者脸部可能受累。

2. 引起接触性皮炎的常见物质有哪些

建筑工人是发生接触性皮炎风险较高的几个工种之一。最常引起接触性皮炎的物质有：乳胶材料、防护设备、肥皂及清洁剂、树脂及丙烯酸酯类。

3. 发生接触性皮炎的常见部位在哪里

接触性皮炎通常发生在与过敏原相接触的皮肤部位。然而，根据过敏原的性质不同或过敏原从初始接触部位向周边皮肤区域扩散，可以表现为斑片状或弥漫性分布。双手、面部或眼睑是接触性皮炎最常见的受累部位，累及足背部的皮炎提示鞋子中的化学物质（如橡胶促进剂或重铬酸钾）可能是过敏原。面部等光照区域受累则可能提示光变应性接触性皮炎。接触性皮炎的主要症状是瘙痒。除此之外可能引起多种其他症状，包括烧灼感、针刺感或疼痛。

4. 如何预防及处理接触性皮炎

如果不予治疗，接触性皮炎可由急性形式发展为亚急性形式，随后再进展为慢性湿疹性皮炎。慢性皮炎会影响患者个体健康相关生活质量，尤其在社交功能及心理健康方面。避免过敏原可以消除接触性皮炎。

接触性皮炎的处理需要多管齐下，总体而言包括识别并避免接触致病物质；尽量找到可能导致过敏的产品的替代品；积极治疗皮肤炎症；恢复皮肤屏障并加强皮肤防护。

对于建筑行业而言，在工作场所避免接触致敏物质可采取一些常规措施来减少毒害物质暴露，包括：使用更安全的替代品代替可疑材料；减少人工接触，尽量采用自动化操作；必须人工参与的，在加工过程中进行适当封闭，并保持安全的操作距离；工作环境应配备必要的防护设施，可以立即清洗皮肤上接触到的任何化学物质，并穿着必要的防护衣，戴防护手套。但应尽量避免接触橡胶手套，使用防护乳膏（形成屏障）以及下班后涂抹润肤乳膏（润肤剂）可部分预防接触性皮炎。

十三、电光性皮炎

1. 什么是电光性皮炎

电光性皮炎通常发生在工作中，劳动者因为接触人工紫外线光源，如电焊、水银石英灯、碳精灯等强光源照射所导致的皮肤急性炎症。一般发生于缺乏适当的防护措施，或者防护措施失效的情况下，照射后数小时内出现的光照暴露部位的皮肤损害。

2. 电光性皮炎的常见表现有哪些

常见于电焊工面部、手背以及前臂等部位。多数情况下合并出现电光性眼炎。通常表现为急性皮肤炎性损害，其严重程度，和照射时光线强弱以及持续时间长短有关，轻者仅表现为有明确边界的皮肤充血、肿胀，伴有灼热感和刺痛感，随后可有脱皮等；严重病例在上述症状的基础上，还可发生轻重不一的皮肤水疱，甚至发生表皮坏死，多出现剧烈疼痛。

3. 如何预防及处理电光性皮炎

正确穿戴使用防护服等劳保用品是预防的关键，减少手工电弧焊、电渣焊、气割作业等场所皮肤直接暴露于紫外线光源下，可以减少电光性皮炎的发病率。治疗需要到医院找专业人士。治疗期间应暂时避免需要接触紫外线的工作，适当增加休息时间。

十四、电光性眼炎

1. 什么是电光性眼炎

电光性眼炎是指眼睛受到强烈紫外线长时间照射，导致眼角膜和结膜发生的急性炎症。建筑行业中可见于电焊、热切割作业等工种，高温光源产生的紫外线是致病始发因素，而眼睛防护不当是重要诱因。

2. 电光性眼炎的常见表现有哪些

光照后 6～8 小时，出现眼部烧灼感和较明显的疼痛，伴有流泪、畏光、眼皮抽搐，头痛，同时眼睑及面部皮肤也因为紫外线照射发生充血肿胀及疼痛，眼部表现类似于"红眼病"症状。

3. 如何预防及处理电光性皮炎

建筑行业从事手工电弧焊、电渣焊、气割作业等的工作人员应注意预防电光性眼炎。包括正确使用防护服、防护面罩等劳保用品，缩短接触时间等，可以降低电光性眼炎发病率。

一旦出现电光性眼炎，应急处理是用煮沸后冷却的鲜牛奶或人奶滴眼，既能减轻眼角膜损伤，也能在一定程度上止痛。滴眼时间间隔可以视损伤情况而定，开始时可以几分钟滴一次，疼痛、肿胀症状减轻后，滴眼间隔时间可适当延长。滴眼期间可以同时用浸过冷水的毛巾敷眼，闭目休息，并减少眼球转动以尽量减少摩擦。

十五、噪声致聋

1. 噪声致聋的危害何在

噪声性耳聋是由于噪声长期作用于听觉器官而缓慢发生的进行性感音性耳聋。这种损伤性改变在早期是可逆的，如果能及时脱离噪声环境，听力有望逐渐恢复，若未及时诊断和治疗，噪声刺激持续存在，则听力减退难以恢复，最终导致出现耳聋。

噪声作用除了可以引起听觉损伤外，往往同时伴有头昏、头痛、失眠、血压升高等，继而引发自主神经功能紊乱，出现纳差、消化不良等情况。

当噪声强度大于 85～90 分贝时，可以对耳蜗造成损害，相关影响因素包括：

（1）噪声强度，强度越大，导致耳聋出现的概率和程度越高。

（2）噪声频率，一般而言，高频比低频噪声损害听力的程度重。

（3）噪声类型，脉冲型噪声比稳态噪声损害听力的程度重，窄频带比宽频带噪声损害听力的程度重。

（4）持续时间越长，损伤程度越重。

（5）个体差异，年龄、体质以及既往耳聋病史都会影响噪声损伤的严重程度。

2. 如何预防及处理噪声致聋

（1）控制噪声来源，采用静音型设备，进行必要的隔音防护。

（2）减少噪声接触时间，采用轮班制，缩短单班次工作人员工作时间等。

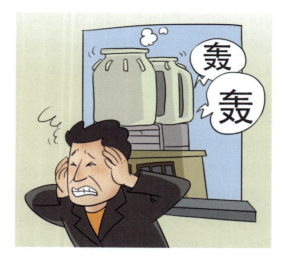

图 1-7 噪声

（3）戴耳罩、耳塞、隔音帽等进行耳部隔音。也可以临时使用棉花塞紧外耳道，有条件的话在外耳道口涂抹凡士林以便进一步加强隔音，隔音效果良好。

（4）加强卫生监护，强噪声场所工作前常规检查劳动者听力，发现感音神经性聋或者噪声敏感者，应考虑转换工种。

（5）一旦出现感音性耳聋相关表现，应争取早期治疗，避免出现耳聋。

十六、苯致白血病

1. 苯致白血病的发病机制何在

苯能导致急性白血病以及其他血液系统的恶性疾病，造血干细胞在包括苯在内的多种致癌因素作用下，发生肿瘤样改变，表现为恶性增殖，癌变后的肿瘤细胞不能分化为具备正常功能的血液细胞，并能躲避人体的免疫消灭机制。同时破坏其他正常造血细胞发挥造血功能，白血病细胞随血液扩散全身，发挥更广泛的破坏作用。

2. 白血病的表现有哪些

贫血出现较早，但缺乏特异性，患者可有乏力、气短、心悸、面色苍白等症状或体征，但往往被归咎为工作劳累、休息不足等原因而未引起足够重视。

发热是白血病的主要表现，主要是由于正常白细胞的减少导致的继发感染引起。其中口腔、咽喉部位感染、肛周感染最为常见，严重者可发展为脓毒血症。病原体以细菌为主，合并或单独存在的真菌感染、病毒感染也时有发生。

出血是白血病的常见表现，由于影视作品的宣传，人群对出血的警惕性相对较高。出血部位通常见于牙龈、皮肤、鼻腔黏膜等，也可有咯血、呕血、黑便等内脏出血表现。部分女性患者可以表现为月经过多。

胸骨压痛是较为常见的白血病骨痛表现形式。淋巴结可出现肿大，但与感染发生时引流区域淋巴结反应性增大伴疼痛不同。白血病引起的淋巴结肿大通常没有明显疼痛。一般情况下，肝脾肿大以轻、中度肿大多见。但在慢性粒细胞白血病患者中，脾大常见且程度更重。

3. 如何预防苯致白血病

苯是被国际癌症研究机构列为一类致癌物的有害物质，作用于人体时主要以挥发性气体形式进入呼吸道。苯在常温下为无色、有芳香气味、易挥发的液体，挥发形成苯蒸气，随温度升高挥发量加大。

预防苯致白血病的关键是避免苯的接触吸入，在生产作业允许的情况下，尽量使用不含苯的原料，必须使用含苯原料的作业现场应切实加强通风排气，同时做好个人防护，可以选择佩戴送风式防毒面具。如已经患有血液系统、肝肾疾病或有哮喘病史者均不宜从

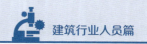 建筑行业人员篇

事油漆、防腐作业等苯相关工种。

十七、溺水

在基坑工程的雨季作业，或桩基工程桩孔内容易发生溺水事故。

1. 溺水的危险性何在

建筑工地溺水事故主要发生在基坑工程雨季，或桩基工程桩孔内作业时容易发生。溺水又称淹溺，致命或非致命性淹溺通常开始表现为一段时间的恐慌、正常呼吸模式丧失、屏气，以及溺水者为浮于水上而努力挣扎。最终发生反射性地用力吸气，因误吸或当水接触下呼吸道时发生反射性喉痉挛而导致无法呼吸。出现组织缺氧，引起弥散性器官功能障碍。

2. 被水下杂物缠绕如何自救

保持冷静是溺水自救的关键，尤其是被水下杂物缠住时。因为放松和减少盲目挣扎可以减少机体耗氧量，最大程度增加解脱缠绕的机会。同时要迅速判断缠绕物的类型，缠绕方式，迅速解脱缠绕。如果水面以上不能明确，就要迅速深吸气后屏气潜入水中，克服水下睁眼恐惧，快速明确缠绕情况并解除缠绕。切忌不明情况下胡乱挣扎，因为挣扎有可能导致缠绕更紧。还会浪费身体氧气储备，导致水下耐受缺氧时间缩短，增加溺水死亡风险。

3. 溺水如何自救

在水中可以采取的自救方法如下。

（1）落水后切记保持冷静，避免毫无作用的无效挣扎动作，如双手上举或胡乱抓挠等，在口鼻未露出水面时便试图呼救等，这样做非但不能摆脱溺水，还会增加氧气消耗，结果会适得其反。

（2）迅速屏住呼吸，睁开眼睛，观察周围情况，同时除去身上的重物和容易缠绕的物品。如果不会游泳，不要去对抗身体下沉，

就任由它下沉。随着下沉增加，浮力也随着增大，甚至接触水底后可以蹬底促进上浮。借助跃出水面的空隙迅速换气。

（3）当水的浮力作用使得身体停止下沉并开始上浮时，要迅速外展双臂，五指并拢，掌心向下，从身体两边画弧形下压，用力向下划水。速度要快，幅度要大，避免手指缝隙漏水。抽回上肢并画弧样外展，避免直接伸展上肢向上划动；双腿配合做向下蹬水动作，双下肢交替，可以帮助身体进一步加速上浮。

（4）应努力让口鼻部先露出水面，故而应采取仰头，口鼻保持向上方的姿势，一旦露出水面后，立即进行呼吸换气，同时尽可能大声呼救。呼气要浅，吸气宜深，尽可能保持使自己的口鼻部浮于水面，以等待他人救护。事实上，只要深吸气后保持仰头抬颏姿势，身体放松，是可以长时间保持口鼻浮于水面之上的。还可实施小幅度的手划脚踩动作，可以保持身体平衡，避免下沉。

（5）如果保持口鼻露出水面的措施无效，再次下沉也不要慌张，重复原来的下沉上浮过程，再做一次自救动作即可。要避免毫无意义的上举双手或无效挣扎动作。

总之，溺水者一定不能慌乱，要全身放松。这一点非常重要，这样才能保存更多体力，坚持更长时间，以便最终获得救援。

4. 如何正确互救

互救时，施救者的自身安全必须首先得到保证。施救者要有自我保护意识，必须要明确的是先有自己安全，然后才有被救者安全。否则不但不能拯救溺水者，还可能葬送自己的生命。

要注意如下原则：

（1）**多人施救原则：**多人配合救援落水人员，可以发挥团队合力，在提高救援的效率的同时也能充分保障救援的安全性。不到万不得已，应尽量避免个人下水实施救援。

（2）**尽量岸上救援：**水下未知因素很多，再加上被救援者可能

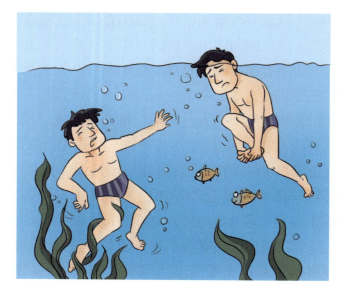

图1-8 溺水

在溺水时恐惧、慌乱无法配合，盲目下水可能增加施救者的危险，因此即便是游泳健将也不要盲目下水。优先使用岸上救助法。岸上营救的方法有多种，包括高声呼叫他人援助，抛掷救生绳索、救生衣、救生圈，以及其他漂浮物，包括塑料泡沫、竹竿、木棍等手边物品。

（3）**坚决杜绝儿童及不识水性者下水救人**：救人的精神可嘉，但实事求是的理性做法更值得提倡。对于儿童及不识水性者的正确做法是及时呼叫专业救援人员。

（4）**适时终止救援：**在有些情况下，如周围安全状况恶化，威胁到救援人员，或者由于营救者发生呛水、抽筋或其他紧急严重的身体不适时，营救者应立即果断终止救援，撤离危险区域或改用其他救援方法。

（5）**如何预防溺水事故**

预防此类溺水主要在于提高安全意识，建立健全管理监督机制，严格执行安全施工规章制度，加强意外溺水现场救治能力训练。

十八、过劳、突发疾病

1. 过劳是怎么危害人体的

"疲劳"可用于描述难以或无法开始活动（主观无力感），活动维持能力减退（易疲劳），或难以集中注意力、记忆力减弱和情绪稳定性差（精神疲劳）。过劳是一种亚健康状态，与劳动强度过大、工作时间过长、心理压力过重有关。《国际疾病分类》清单强调过劳是特指在职业环境中发生的现象，不用来描述其他生活领域的经历。在此种情况下，有可能导致身体潜藏的病理改变迅速恶化，甚至出现致命后果。较为常见的是高血压、冠心病等基础疾病恶化引发脑出血或者心肌梗死发作，此种因为长期慢性疲劳诱发的猝死也被称为"过劳死"。

2. 过劳、突发疾病如何预防

约 2/3 的慢性疲劳患者可有明确病因，一些患者的慢性疲劳可能仅仅是因为劳累过度。但对所有疲劳症状者都应注意是否存在提示抑郁（如，哀伤、快感缺乏、睡眠和/或进食习惯改变）和焦虑障碍（如，持续心悸或出汗、出现惊恐发作和/或恐惧）的症状。

预防措施包括：

（1）保持规律适当的作息，在可控的范围内，尽量按照适合自身生理节律的时刻表来安排合理的作息，不要轻易违反、打破这种节律。

（2）学会主动休息，劳累导致的累积效应对人体正常生理功能的影响是持续和全面的。如果长时间工作，或者短期内高强度作业，疲劳的程度就会越发严重，消除疲劳需要的时间也就越长，而做到劳逸结合，避免长时间高强度工作。不仅可避免或者减少过劳对身体的伤害，而且还让人体始终处于积极主动的状态，可以有效提高工作效率。

（3）保持心情舒畅，负性情绪诸如焦虑、失望、恐惧等会让人感觉情绪低落，精神萎靡不振，并进一步加重身体疲劳感。而愉悦、乐观、豁达等正面情绪会让人感觉神采奕奕，朝气蓬勃。并且促进人体新陈代谢，改善疲乏症状。淡化身体疲劳或减轻疲劳对身体的影响。因此，要想有效减少疲劳感，保持旺盛的活力，就必须时刻提醒自己保持积极向上的心态，做一个具有积极爱好和兴趣、拿得起放得下的乐天派。

（4）定期进行健康体检，当今社会，各年龄层次的人群都面临不小的压力。尤其是青年人，随着社会生活节奏的加快、压力的增大，很多中老年性疾病的发病年龄逐渐降低，年轻人发生心肌梗死、脑卒中的比例明显增加。因此定期进行全面健康体检就显得尤为重要。可以通过早期检查发现隐匿的致病危险信号，以便早期发现诸如高血压、糖尿病、高脂血症等慢性健康杀手，以便尽早采取预防治疗措施。

十九、病毒（上呼吸道感染等）、伤口感染

1. 病毒性上呼吸道感染的表现有哪些

病毒性上呼吸道感染俗称感冒，普通感冒通常是一种良性、自限性疾病，这类疾病由病毒感染引起，表现为不同程度的鼻塞与流涕、喷嚏、咽痛、咳嗽、低热、头痛及不适。

在病毒感染的基础上，更容易出现继发性细菌感染，因为人体上呼吸道黏膜表面是有细菌正常寄生的，由于人体的防御机制而无法入侵人体。但当病毒感染破坏了上呼吸道局部黏膜屏障后，可以导致上呼吸道正常寄生菌趁机侵入人体组织。比较常见细菌包括β型A族溶血性链球菌，肺炎球菌、葡萄球菌及流感嗜血杆菌等。

2. 引起上呼吸道感染病毒是如何传播的

感冒病毒主要经由下列三种传播方式传播：

（1）手接触，包括通过握手等与感染者直接接触感染，或者手接触到被感染者排出的病毒污染的环境物品表面而感染。

（2）在感染者打喷嚏或咳嗽时形成的经空气传播的飞沫微粒（飞沫核或气溶胶），可以导致非接触传播。

（3）大颗粒飞沫传播则通常需要与感染者密切接触而传播。

3. 如何预防病毒性上呼吸道感染

引起感冒的病毒可以在人类皮肤上存活长达 2 小时。人与人之间传播病毒的风险大小取决于人们共处时间的长短、相互接触的亲密程度以及感染者排出的病毒量。其中鼻病毒可在环境表面存活数小时，因此接触污染表面可传播病毒。使用诸如苯酚/乙醇等杀病毒性消毒剂清洁环境表面，将有助于降低诱发感冒的病毒的传播率。手卫生（勤洗手）可以预防呼吸道病毒传播，尤其是幼儿间传播。

普通的感冒目前无特殊治疗，临床实践中多数是通过使用包括维生素、草药、矿物质等辅助药物和加强休息、营养、多饮水等方式促进感冒症状缓解。然而，尚未有明确证据证实维生素和草药制品能影响普通感冒发病率。

4. 伤口感染的常见表现有哪些

皮肤擦挫伤是建筑行业常见的外伤类型，处理不当可引起伤口感染，影响工作生活，严重者可能导致感染全身扩散，威胁生命安全。皮肤伤口感染的部位，最常见的是手掌、肘部、膝盖、小腿等劳动直接接触或身体凸起部位的皮肤损伤。可见表皮破损或皮肤完全裂开，创面不同程度出血、疼痛，一旦出现伤口感染则愈合缓慢，并可遗留明显瘢痕。

5. 伤口感染的影响因素有哪些

①明确损伤是锐器切割还是钝性打击，这决定了伤口周围软

组织损伤的程度。②损伤之后越早处理,则感染的风险越小。识别可能的污染物或异物,例如铁锈、动物粪便、土壤等沾染发生破伤风杆菌感染的可能性较大。③评估伤口是否存在创口狭小,创腔较深的情况。④相应地需要评估伤口周围的神经血管损害或肌腱损伤程度,是否需要预防破伤风感染以及可能影响愈合的危险因素。

6. 如何处理伤口感染

正确的处理包括:

(1)控制出血,通常急救现场采取应直接压迫活动性出血伤口即可。尽量避免在肢体伤口近端采用缠绕止血的方法,因为可能导致肢体远端的缺血坏死。

(2)污染较重的可以用肥皂和水、聚维酮碘或其他抗菌液清洁伤口。如不具备条件,则用清洁的布料包扎伤口。

(3)迅速转运到医院进行进一步的处理。

第三节 职业性疾病概述、诊断与治疗

一、什么是建筑行业人员职业病

生产环境和劳动过程中存在的对人体健康有害的各种不良因素(如有毒化学品、生产性粉尘、有害生物或物理因素、劳动强度过大、精神过度紧张、工作中不良体位、厂房建筑或布局不合理等)称为"职业病危害因素";因职业病危害因素直接作用于人体所引起的健康损害或疾病,称为"职业病";随着科学技术的巨大进步

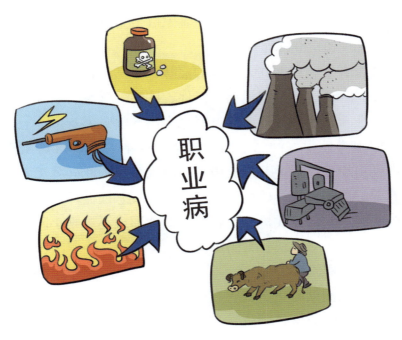

图 1-9 职业病种类

和社会经济的迅猛发展,现代工业给人类带来了极大的便利,极大丰富并提高了人们的工作和生活质量,但在生产过程中广泛使用的新技术、新工艺和新材料同时也给人类健康带来了极大的威胁和挑战,导致职业病危害形势逐渐严峻。

二、建筑行业人员职业病的鉴别与治疗

1. 硅肺

长期吸入高含量游离二氧化硅(SiO_2)的粉尘会导致肺组织的纤维化为主,同时出现其他全身性病变。全国每年的职业病报告表明,尘肺中发病最多、病情最严重的是硅肺,患者约占尘肺总患者数的一半。尘肺病患者往往存在诊断年限长和肺功能不能逆转等情况导致其治疗效果的不显著也逐渐影响着患者的生活水平。同时硅

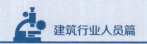
建筑行业人员篇

肺患者每年的医疗费用巨大，为患者家庭带来巨大的经济负担。

（1）如何鉴别硅肺呢

多数患者发病初期并无特异的症状，伴随病程延长，或有感染等并发症时，可逐渐出现活动后气促、胸痛、咳嗽、咳痰、心悸等症状和体征。最终不活动或休息时也会出现呼吸困难。

即原来弹性很好的肺泡组织被粉尘中的一些纤维斑组织所取代。纤维组织弹性很差，造成患者呼吸困难。因此硅肺患者比常人容易感冒。而感冒又会破坏肺部功能，造成恶性循环。

到医院性胸部 X 线检查，胸部早期圆形或不规则小阴影。晚期 X 线胸片上显示融合块状大阴影。

（2）硅肺如何治疗呢

硅肺是病因明确的外源性疾病，是人类生产活动带来的疾病，最好的治疗策略应该是预防。

增强体质，加强营养，提高抗病能力；预防肺内感染，防治并发症如肺结核等；药物治疗，减轻痛苦，延缓病情发展，延长生存时间。可酌情选用克矽平、粉防己碱、哌喹及柠檬酸铝、糖皮质激素等。

硅肺为长期、慢性进展性疾病，患者往往有较大的心理压力和负担，注意心理辅导和安慰。

2. 水泥尘肺

长期吸入含水泥的生产性粉尘会导致肺部弥漫性纤维化的水泥尘肺。我国水泥产量保持高速增长，自 1985 年起我国水泥产量已连续 21 年位居世界第一位。这也导致我国水泥尘肺病患人数一直居高不下，严重影响着患者的生活水平，同时给社会和家庭造成巨大的经济的压力。

（1）如何鉴别水泥尘肺呢

患者病情进展缓慢的特点，其发病工龄长，发病时间一般在接触水泥粉尘 2 年以上，最短也要 10 年，早期并无明显症状。

出现临床表现时，主要临床表现为咳嗽、咳痰、气短。

到医院行胸部 X 线检查，胸部早期不规则小阴影，晚期 X 线胸片上显示融合块状大阴影。

（2）水泥尘肺如何治疗呢

水泥尘肺是可预防疾病，最好的治疗策略应该是预防。锻炼身体，增强体质，预防肺内感染，加强营养，提高抗病能力。定期体检。早期发现，立即离开工作环境，尽早治疗，药物延缓病变进展的治疗（抗纤维化治疗）。水泥尘肺患者往往有较大的心理障碍，注意心理辅导和安慰。

3. 电焊尘肺

电焊尘肺是长期吸入焊接材料熔化、蒸发、并最终形成的颗粒极细的气溶胶而导致的肺组织弥漫性纤维化为主的病变。电焊工尘肺在呈现发病年龄轻、接尘工龄短的特点，电焊工尘肺的防治工作刻不容缓。

（1）如何鉴别电焊尘肺呢

焊工尘肺症状出现缓慢，症状出现时间一般超过 10 年，多在 15～20 年。早期临床症状轻微，随着疾病的进展，逐渐出现阻塞性肺气肿等。到医院检查，肺功能检查早期下降不显著，随着病程的进展可逐渐出现通气和换气功能受损。

（2）电焊尘肺如何治疗呢

做好电焊尘肺的预防工作，例如：改善焊接作业人员作业环境，采用自动焊接工艺等技术替换。增强体质，加强锻炼，提高抗病能力，在冬春两季要注意防止呼吸道感染。定期体检，特别是胸部 X 线检查。早期发现，立即离开工作环境，尽早治疗，药物延缓病变进展的治疗（抗纤维化治疗）。加强电焊尘肺患者的心理疏导。

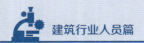

4. 锰及其化合物中毒

锰是维持身体健康的微量元素，微量的锰元素在人体内具有促进骨骼发育、维持正常的糖和脂肪代谢等功能，但是过量的锰蓄积具有一定的毒性反应并影响机体多个系统，职业性锰中毒主要由于长期吸入高浓度的锰烟或锰尘所致。

（1）如何鉴别锰及其化合物中毒呢

一般发病工龄为 5～10 年。早期中毒出现头晕、记忆力减退、情绪低落、四肢麻木、疼痛，随着病情的进展出现神经功能障碍，不能精细动作，行走困难、动作不协调等。最后出现四肢肌肉张力呈"铅管样"或"齿轮样"并伴有震颤。可对患者进行体内锰浓度的检验。

（2）锰及其化合物中毒如何治疗呢

锰及其化合物中毒最好的治疗策略应该是预防。锰及其化合物中毒一经确诊，应即调离锰作业。尽早到医院进行络合剂治疗和神经症状的相应治疗。

5. 氮氧化物中毒

氮氧化物中毒是由于较短时间吸入较大量氮氧化物气体，从而引起的急性呼吸系统的损害及其他全身性损伤。氮氧化物作为一种常见的工业性气体，特别是生产过程中普遍存在，发生急性职业中毒时往往合并其他的气体混合。症状从咳嗽、胸痛、胸闷逐渐出现肺部损伤时的呼吸困难，病情严重的有较高的死亡率和致残率，并使患者的生活质量明显下降。

（1）如何鉴别氮氧化物中毒呢

轻度中毒：中毒症状一般在吸入氮氧化物后几小时至 2～3 天内，逐渐出现胸痛、胸闷、咳嗽、眼咽痛、流鼻涕等，同时出现低热、乏力、腹痛、恶心呕吐等全身症状。重度中毒出现昏迷、抽搐、呼吸衰竭等危及生命的情况。

(2)氮氧化物中毒如何治疗呢

应立即将伤员带离中毒现场,通风、平躺休息。有呼吸不适者吸氧并立即拨打"120"电话求救。注意保持呼吸道通畅,昏迷者要侧卧位,防治呕吐物误吸入肺部。若出现昏迷,不能检查到呼吸脉搏时,应立即进行徒手人工胸外心脏按压,同时呼叫"120"急救医师快速到场。目前,氮氧化物中毒还没有特效解毒和救治药物,处理氮氧化物中毒致严重化学性肺炎主要是对症支持治疗。

6. 一氧化碳中毒

一氧化碳中毒由于短时间内大量吸入较高浓度一氧化碳后引起的急性脑缺氧性疾病;部分患者及时治疗后意识完全恢复,经过一段时间后仍会出现迟发的神经精神症状,称之为迟发性颅脑损伤。目前一氧化碳中毒是所有中毒中发病率和死亡率最高的,患者往往遗留有各种并发症,严重影响患者生活质量,给个人及家庭带来沉重的身体和心理负担。

(1)如何鉴别一氧化碳中毒呢

急性轻度一氧化碳中毒后出现头晕、头痛、恶心、呕吐、胸闷、乏力等症状。重度中毒表现为:昏迷、抽搐、精神及意识障碍呈痴呆状态,谵妄状态或出现继发性癫痫。根据一氧化碳气体吸入史和头痛、头晕、昏迷、抽搐等表现,到医院血液检查伤员血中碳氧血红蛋白(HbCO),现场调研空气中一氧化碳浓度的浓度水平,并排除其他神经症状的病因后,可诊断为急性一氧化碳中毒。

(2)一氧化碳中毒如何治疗呢

应立即将患者脱离一氧化碳中毒现场,通风、平躺休息。有头晕、胸闷等不适者吸氧并立即拨打"120"电话求救。注意保持呼吸道通畅,昏迷者要侧卧位,防治呕吐物误吸入肺部。不能检查到

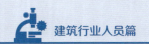
建筑行业人员篇

呼吸、脉搏时,应立即进行心脏按压,同时呼叫急救医师快速到场。尽快到医院行高压氧治疗。

7. 苯中毒

长期接触苯蒸气或液体苯会引起急、慢性中毒。急性苯中毒表现为中枢神经系统的受损;慢性苯中毒表现为造血系统的病变。

（1）如何鉴别苯中毒呢

急性中毒:急性苯中毒主要由于在短期内大量吸入的苯蒸气导致。轻症者主要表现为头晕、乏力、胸闷、心悸、恶心、呕吐、步态不稳等。严重时发生抽搐、昏迷,甚至出现呼吸和循环衰竭。

慢性中毒:长期吸入或接触一定浓度的苯会引起慢性苯中毒,除了头晕、恶心、乏力等神经衰弱症状,还会出现齿龈、皮肤出血。血液系统损伤是主要表现,白细胞最早出现减少,以后逐渐出现血小板和红细胞减少,重者苯中毒发生白血病、再生障碍性贫血等血液疾病。

（2）苯中毒如何治疗呢

急性中毒:应迅速将患者脱离中毒现场,脱去患者可能沾染苯的衣服、保温、静卧休息。有头晕、胸闷等不适者吸氧并立即拨打"120"电话求救。注意保持呼吸道通畅,昏迷者要侧卧位,防治呕吐物误吸入肺部。尽快到医院行进行救治。

慢性中毒:最好的治疗策略应该是预防。苯中毒一经确诊,应即调离原来工作岗位。尽早到医院治疗:缓解症状,恢复造血功能,加强营养与锻炼,增强机体抗病能力。

8. 甲苯中毒

近些年来毒性相对较小的甲苯逐渐替代苯成为目前广泛应用的化学品。甲苯中毒是接触甲苯蒸气或液体所致的急性或慢性疾病。

甲苯引起的急性中毒主要表现为大脑的急性抑制作用和自主神经功能紊乱症状。慢性中毒常见于脑病及肝肾损害。

（1）如何鉴别甲苯中毒呢

急性中毒：短时间吸入大量甲苯蒸气后有头晕、乏力、头痛、胸闷、心慌、恶心、呕吐、步态不稳、意识模糊，严重时发生烦躁、抽搐或昏迷，并伴有眼、耳、鼻和呼吸道刺激症状，可出现眼结膜充血和咽部疼痛。

慢性中毒：慢性苯中毒是长期吸入一定浓度或皮肤接触引起慢性中毒，有头晕、出汗等神经衰弱症状，走路不稳，活动不协调，部分出现胡言乱语等精神症状。

（2）甲苯中毒如何治疗呢

急性中毒：应迅速将患者脱离甲苯中毒现场，脱去患者可能沾染甲苯的衣服，保温、静卧休息。有头晕、胸闷等不适者吸氧并立即拨打"120"电话求救。对昏迷的伤员在转运到医院过程中注意保持呼吸道通畅。

慢性中毒：最好的治疗策略应该是预防。甲苯中毒一经确诊，立即脱离原作业区域。尽早到医院治疗。

9. 二甲苯中毒

由于苯的致癌性而限制使用，毒性相对较小的二甲苯成为目前广泛应用的化学品，其危害也日益引起重视。二甲苯中毒多为急性起病，病情严重者甚至会死亡。

（1）如何鉴别二甲苯中毒呢

急性中毒：急性吸入二甲苯蒸气有头晕、头痛、心慌、恶心、呕吐、四肢无力、步态不稳、烦躁、意识模糊等。当进入密闭空间且空气中二甲苯的浓度远超容许浓度时，极有可能发生猝死。

（2）二甲苯中毒如何治疗呢

首先应迅速将患者脱离二甲苯中毒现场，给予患者保温处理、静卧休息。有头晕、胸闷等不适者吸氧并立即拨打"120"电话求救。对昏迷的伤员在转运到医院过程中注意保持呼吸道通畅。

10. 中暑

在高温高湿环境中会引起身体水、电解质丢失过多、热量难以从体内排除，从而发生头晕、乏力、抽搐、昏迷为主要表现的中暑。

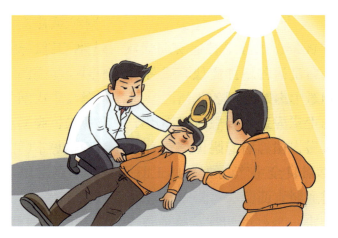

图 1-10　中暑救治

（1）如何鉴别中暑呢

发生的环境有三要素：高温、高湿、无风环境。

一般有在高温、高湿、无风环境下常见工作的病史。

中暑发热人群中相对一部分近期有感冒、胃肠炎、脱水、睡眠不足；潜在心肺疾病等易感因素。

热痉挛、热衰竭和热射病是重度中暑的疾病演变过程。热痉挛是一种由于身体失太多盐而导致的短暂、间歇发作的肌肉痉挛，常常由于突然进入高温高湿环境中工作，或大量出汗且未补充盐分者。热衰竭指身体中心温度过高且大量的体液丢失，而出现头晕、胸闷、心悸等表现。热射病典型的临床表现为严重脱水、高热、无汗、抽搐、昏迷。

（2）中暑如何治疗呢

先兆中暑是指在高温高湿环境下一段时间后，逐渐出现眼花、头晕、四肢乏力、口渴、多汗、反应迟钝、活动不协调等，体温往往正常或稍微升高。如及时离开高热环境，给予快速降温，补充水和盐分，较短时间就可缓解中暑症状。

轻症中暑，除上述症状外，体温往往在38℃以上，伴有面色潮红、大量出汗、皮肤灼热，或出现昏迷、抽搐、反应迟钝，到医院检查发现血压下降、心跳快等表现。如立即离开高热环境，及时转移到阴凉通风处，平躺休息，降温，补充水和盐分，可于数小时内缓解中暑症状。

热痉挛、热衰竭、热射病等重症中暑应尽快送往医院进行抢救。

11. 手臂振动病

手臂振动病是神经末梢循环障碍为主病变的同时累及肢体神经及运动功能的疾病，常常由于长期从事手持振动工具作业引起，手臂振动病往往引起手臂骨关节－肌肉的损伤。上肢末端也即手指、手腕最容易发病，最典型表现为工作时出现手指变白，休息后缓解。

（1）如何鉴别手臂振动病呢

该病分为三级：一级为轻度手臂振动病，二级为中度手臂振动病，三级为重度手臂振动病。手臂振动病表现是早期有手痛、麻木、僵硬、自觉手胀、无力、汗多等局部表现，以及头晕、头痛、难以入睡、耳鸣等全身症状。进而发展为遇冷指尖变白、病变的肌肉明显萎缩退化。最终指端发生坏疽现象，甚至整个手指失去功能。

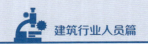

（2）手臂振动病如何治疗呢

轻度手臂振动病脱离手臂振动的作业，进行相关治疗，并根据情况安排其他工作。中度手臂振动病和重度手臂振动病必须立即脱离原来振动作业，根据病情进行综合性治疗。注意操作工人的防护，加强局部和全身的保暖。

12. 接触性皮炎

职业性接触性皮炎是指作业环境接触有刺激和/或致敏作用的职业性因素所致急慢性皮肤炎症性疾病。在各型职业性皮肤病中发病率最高，皮炎一般自皮肤接触部位向四周逐渐分布，分别呈斑疹、丘疹、水疱，部分出现皮肤水疱破溃、溃疡等表现，长期碰触刺激物可演变为慢性接触性皮炎。

（1）如何鉴别接触性皮炎呢

皮炎一般分布接触部位及周围界限清晰，分布特征受环境刺激物影响。皮炎的严重程度取决于环境刺激物的强度和解除事件，可出现斑疹、丘疹、水疱，部分发展成为经久不愈合的溃疡。轻者表现为斑疹、丘疹和瘙痒；重者表现为瘙痒和水疱、溃疡、感染坏死组织。长期接触弱刺激物，可出现不同程度的反复皮肤慢性炎症发作、脱屑、皮肤皲裂及色素增加等征象。

（2）接触性皮炎如何治疗呢

新发皮炎，立即用清水冲洗掉皮肤上的残留物，大量清水反复彻底冲洗，不要遗漏毛发、关节皱襞等部位；长期不见改善的皮炎，可让工作者调换工种，脱离反复的致敏刺激，同时加用抗过敏、表面激素等治疗。调离工作后仍有皮炎不退等情形，需要到医院进一步救治。

13. 电光性皮炎

职业性电光性皮炎是由于紫外线光源造成的急性皮肤炎症，常见的光源包括如电焊器、碳精灯、水银石英灯等。假如没有防护措施或防护不严的情况下,紫外线光源照射后数小时内就会发病,最常见的部位分别是面、手背和前臂等暴露部位。

(1)如何鉴别电光性皮炎呢

电光性皮炎表现为急性皮肤炎症,由其反应程度,视光线强弱、照射时间长短等因素决定斑疹、丘疹病斑周围皮肤肿胀,界限清晰,有灼热感及疼痛感。重症电光性皮炎,可发生水疱,水疱破溃会出现表皮坏死,创面疼痛剧烈。皮肤炎症出现同时,往往合并眼炎发生。

(2)电光性皮炎如何治疗呢

正确使用防护服才能降低电光性皮炎的发生率,提高工作效率,减少紫外线光源照射时间。按脱离有致敏物的环境,同时加用抗过敏、表面激素等治疗。病变发作期间应避免紫外线再次刺激,休息、加强营养、锻炼身体。

14. 电光性眼炎

电光性眼炎是由于太阳、紫外线灯对眼睛的角膜上皮细胞和结膜的照射引起的急性皮肤黏膜的炎症,也可以由于长时间在冰雪、沙漠、盐田、广阔水面作业或行走时未戴防护眼镜而引起,电焊、热切割作业,由于高温电弧光产生强烈紫外线、红外线等,也容易出现电光性眼炎。

(1)如何鉴别电光性眼炎呢

电光性眼炎的症状一般出现在工作后的 6～8 小时,初始表现为两眼突发烧灼感和剧痛,伴畏光、流泪、眼睑痉挛,头痛,眼睑及面部皮肤烧灼感和剧痛,眼结膜充血、分泌物多。本病常伴有电光性皮炎发生。

(2)电光性眼炎如何治疗呢

清水清洗眼睛,冷水毛巾冷敷眼,闭目休息。同时减少光源的再次刺激,并尽量保持眼球静止不动。滴抗生素眼药水或涂抗生素

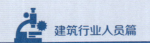 建筑行业人员篇

眼膏预防感染。尽量在医生指导下使用，亦可根据病情使用激素类眼药水。

15. 噪声致聋

噪声致聋属于长期噪声导致患者出现听力障碍，早期主要表现为耳鸣、头晕，随着疾病的进一步进展逐渐出现听力受损，并且听力损失到语言频段且达到一定程度时，患者就会变现为语言听力障碍，严重影响患者的生活质量。

（1）如何鉴别噪声致聋呢

在突发爆震伤后患者可以立即出现听力受损，甚至一段时间内的听力全部丧失。但听力往往随着时间会逐渐恢复。也有严重的爆震伤造成永久性聋。在突发爆震后患者耳鸣的症状可立即显现，持续时间比较久。鼓膜穿孔、鼓室黏膜撕裂等也经常发生。损伤的恢复情况取决于受伤的严重程度。强烈的爆震后也会出现头痛，重者可出现颅脑外伤，头痛、呕吐等症状。

（2）噪声致聋如何治疗呢

仅有耳痛或耳鸣多为鼓膜破裂，一般都能在数周内自行愈合。休息后头晕症状仍无缓解，尽快至医院就诊。听力受损时立即到医院就诊，应急时治疗，以恢复听力，严重听力受损时可佩戴助听器。

16. 苯致白血病

苯致白血病指长期接触低浓度的苯后出现造血障碍，并最终确诊为白血病。

（1）如何鉴别苯致白血病呢

苯致白血病面色苍白、腰酸、头昏、乏力等，或牙龈、皮肤出血。早期白细胞减少，随后出现血小板减少和红细胞减少，重者发生白血病或其他血液病。

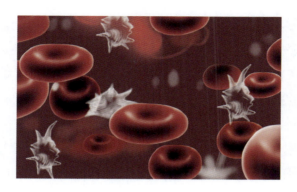

图1-11 显微镜下血细胞

（2）苯致白血病如何治疗呢

尽快脱离苯的接触，到医院进行专科治疗。

17．溺水

短时间内大量的水被吸入肺内会引起人体缺氧并最终出现窒息。溺水多发生在游泳池、大海、河水等处。溺水者容易出现呼吸和心搏骤停、四肢发凉、抽搐等症状。

（1）如何鉴别溺水呢

溺水者面部青紫、肿胀、双眼充血，口腔、鼻孔和气管充满血性泡沫。肢体冰冷，脉细弱，甚至抽搐或呼吸和心搏骤停。轻者，落水时间短，口唇四肢末端易青紫，面部水肿，四肢发硬，呼吸浅表。重者，落水时间长，面色青紫，口鼻腔充满血性泡沫或泥沙，四肢冰冷，昏睡不醒，瞳孔散大，呼吸停止。

（2）溺水如何治疗呢

现场急救：对现场抢救来说，原则是一样的，都要尽快地恢复呼吸与心跳。拨打"120"电话，同时在评估自身能力的情况下争分夺秒地将人救上岸。救上岸只是工作的一半，假如学过急救，立即对溺水者进行心肺复苏，保持患者侧卧，防止误吸。协助急救人员立即将伤员送往医院。

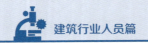

18. 过劳、突发疾病

过劳、突发疾病：因为工作时间过长、劳动强度加重、心理压力过大、存在精疲力竭的亚健康状态，最终导致积重难返，突然引发身体潜藏的疾病急速恶化，甚至出现心跳呼吸骤停。

（1）如何鉴别过劳、突发疾病呢

过度劳累是主因。他们的生活、工作长期处于超负荷状态：睡眠不足、压力巨大、正常休闲得不到保障。"过劳、突发疾病"所引发的疾病在 30～40 岁的年轻人中具有相当的隐蔽性，大多是急性、猝发的，危险性极高，很难抢救。这一时期，有基础疾病的人群只要遇到过度疲劳等诱因，就容易产生严重的后果。

（2）过劳、突发疾病如何治疗呢

患者应合理安排作息、锻炼身体，必要时进行心理疏导，寻求社会支持。

19. 病毒（上呼吸道感染等）、伤口感染

急性上呼吸道感染是包括鼻、口腔、咽、扁桃体等部急性炎症的总称。是最常见的急性呼吸道感染性疾病，多为病毒感染。伤口感染：伤口感染是病原微生物在口内定植、生长、致病的过程，导致伤口愈合减慢，甚至出现伤口炎症加重，伤口增大等不良反应。

（1）如何鉴别上呼吸道感染、伤口感染呢

上呼吸道感染为病毒感染引起，俗称"伤风"，又起病非常急，临床表现多为常见的流鼻涕、鼻塞、咽痛、发热、咳嗽、咳痰等症状。一般经 1 周左右痊愈，伴并发症者可致病程迁延。伤口感染：伤口因细菌、病毒、真菌、寄生虫等病原体侵入所引起的局部组织和全身性炎症反应。具体表现为局部的红、肿、热、痛和伤口的不愈合。

（2）上呼吸道感染、伤口感染等如何治疗呢

对于上呼吸道感染，目前尚无特效抗病毒药物，戒烟、注意休息、多饮水、保持室内空气流通和防治继发细菌感染。尽快至医院行伤口清创、包扎，抗生素治疗。

第二章
建筑行业常见意外伤害

第一节 高空坠落伤的主要原因和风险

建筑施工安全管理中，对以前发生过的高处坠落安全事故进行分析发现，其与人、物、环境及管理等多方面的因素密切相关。

从人的个体因素方面看，主要包括：作业人员存在生理缺陷或者是疾病等身体原因；作业人员存在违规操作的行为，忽视安全；作业人员过度疲劳，打瞌睡、注意力涣散；作业人员的安全意识薄弱，没有严格按照安全规范的要求佩戴安全帽等防护用品；作业人员没有熟练掌握安全操作技术。

从物资保障方面来看，主要包括：材料存在质量问题；脚手架板铺设质量不合格；安全装置搭设不规范或者是失效；脚手架防护栏损坏或者是未设置防护栏；个人防护用品质量不合格；安全网损坏、质量不合格或者是未设置安全网；"四口五临边"的安全设施损坏、质量不合格或者是未设置安全设施。

从工作环境方面来看，主要包括：光线不足；风雨雪雾等恶劣天气。

从管理方面来看，主要包括：安全培训不到位；脚手架搭设方案未审批或者是无方案；现场安全检查、监护工作不到位；安全措施投入不足；安全监管人员缺乏；缺乏完善的安全规章制度等。

一、高空坠落伤的防护要点

1. 控制人的不安全行为

首先，指导作业人员正确使用防护用品。安全网、安全带、安全帽是保障建筑施工安全的主要防护用品。对于高处作业人员，必须正确佩戴安全帽，并要确保安全帽质量符合要求；正确佩戴安全带，严禁将安全带接长使用、安全带要高挂低用，安全带必须系挂在牢固点；检查安全网的质量，质量合格后方可使用，建筑工程施工现场的脚手架、洞口、模板支撑等，均要设置水平防护，并要严格封闭。其次，加强安全教育培训与安全技术交底。严格落实作业人员的三级安全教育、入场安全教育。根据建筑工程实际情况，有针对性地对高处作业人员实施安全技术交底、高处作业安全教育工作，向高处作业人员详细地介绍现场作业环境、安全技术要求、危险源等情况，以此来提高高处作业人员的安全意识。再次，落实"旁站监督"机制，在脚手架搭拆、特殊高处作业以及起重设备安装、拆卸等风险较高的环节，安排专职安全员来"旁站监督"，以避免不必要的失误而导致的高处坠落事故。最后，建立健全奖惩制度，通过提高违章成本，减少违章操作行为的出现。管理人员应正确认识到"三违"的后果及其严重性，将"三违"的惩罚措施纳入相关规章制度中去，提高作业人员的安全意识，减少违章操作行为，同时，提高违章成本，采取经济手段，确保各项管理措施、安全防护工作的切实落实。

2. 控制物的不安全状态

建筑施工安全管理中，控制物的不安全主要体现在其自身材料质量、安装质量两个方面。因此，若想要有效控制物的不安全状

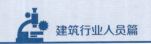

态，便要从以下几个方面入手：

钢管、扣件等材料入场之前，应加强质量检查，采取抽样检查等方法来仔细检查其质量，不合格者严禁投入使用，从而在源头上保障施工安全。

对于各种安全防护设施，应加强质量验收，采取经常性检查的方式，来保障安全防护设施的防护作用可以得到充分发挥。

对于悬挑平台钢丝绳、吊篮脚手架等，应经常性检查，对电动葫芦、手拉葫芦等设备应在使用前检查，避免由于设备不安全而引起的高处坠落事故。除此之外，也要做好对高处作业面的安全防护工作。建筑工程施工中，高处作业的作业面主要是洞口作业、楼层临边、脚手架上等。对脚手架进行搭设的时候，必须严格遵循相关规范标准的要求，伴随着脚手架的升高，应及时对水平防护、密目网进行搭设。水平防护兜网必须封闭到建筑结构边，密目网四周必须封闭严实。

注意"四口"和"五临边"安全。"四口"指的是电梯井口、通道口、预留洞口以及楼梯口。在"四口"进行作业的时候，应按照规定搭设防护栏杆，并在洞口设置水平防护，将其封闭严实。"五临边"指的是基坑边、楼梯边、阳台临边、屋面临边以及楼层临边。在"五临边"进行作业的时候，必须将防护栏杆提前搭设好，并在防护栏杆下边设置 18 厘米的踢脚板，在 0.6 米的位置设置拦腰杆。高处作业的时候，需要使用操作平台、脚手架，在作业前，必须对其进行质量验收，验收合格后方可使用。

3. 环境风险的预防

建筑工程施工过程中，如果遇到恶劣天气，如大雾、大雨、大雪及 6 级以上强风等，必须立即停止露天高处作业。酷暑、严寒环境下进行作业的时候，加强对高处作业人员的监督，一旦发现其出现不适，则要立即停止作业。在夜间作业的时候，若照明光线达不到要求，不可作业。建筑施工安全管理中，环境因素是最不可控的，环境出现变化的时候，必须及时调整作业，防患于未然，安全无小事，不可留存侥幸心理。

4. 管理措施的完善

建筑施工安全管理中，可以从以下几个方面来对管理方面的风险因素进行有效控制：

构建完善健全的安全管理机构，充分考虑建筑工程的实际情况、规模大小以及施工企业资质等多个方面的因素，来对安全管理人员的专兼职比例、总人数进行确定，确保安全管理机构的管理能力。对于安全管理机构，也要明确其内部分工情况，针对高处作业，来完善相关规章制度，开展专门化管理。

进一步规范安全培训教育、考核，施工人员、管理人员均要参与安全培训教育活动，增强安全操作技能、提高安全意识，经考核通过后才可上岗。

针对高处坠落事故，应建立完善的应急预案，以便于在高处坠落事故发生后，可以有条不紊地进行处理，避免严重后果的出现。

二、高空坠落伤的应急处理措施

1. 观察现场环境，评估伤员状况

发现有人遭受高处坠落伤后，除了立即拨打"120"急救电话，还应立即观察现场，查明伤员从何处坠落，伤员共有几名，坠落现场是否安全，是否适合开展现场急救护理等。然后观察各个伤员。高处坠落伤中，最直观的是外伤流血，但考虑到高处坠落伤内重外轻的特点，对伤员的观察不可止步于此。除了流血，还应立即观察伤员是否骨折、插入异物、呕吐（需将其头偏向一侧，以免窒息），有无意识、呼吸、心跳，以便开展下一步现场急救。

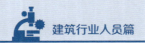
建筑行业人员篇

2. 不要随意搬动伤员

观察伤员时，切忌移动伤员，因为可能加重损伤，比如内脏大出血。此外，伤员一旦头部移动，就可能造成颈椎脱位，或者加重其他损伤。所以，如果伤员没有失去意识，我们就要立即叮嘱伤员不可乱动头部。此外，我们还应与有意识的伤员保持交谈，令伤员保持意识清醒。如果伤员坠落的地方不宜久留，应先阻止大出血，再将伤员移动到安全的地方，移动时应注意让伤员的身体保持在一条直线上，避免旋转、扭曲伤员的身体。如果伤员脊椎受伤，应使用硬质担架。如果伤员在坠落过程中被插入了异物，我们不可以拔出异物，否则可能造成大出血。

3. 及时止血包扎

如有开放性外伤，我们应为伤员止血、包扎。头、颈、四肢大动脉出血时，可用压迫带或手掌按压临时止血，每30分钟松开一次。包扎可用三角巾、绷带或其他干净布料。如伤员有断肢，应用清洁纱布包好保存。

4. 固定骨折部位

为防止骨折端位移损伤，减轻伤员痛苦，在处理大出血后应固定骨折部位，固定成骨折时的样子，如畸形部位按照畸形固定，刺出来的骨头不可塞回去。固定动作应又轻又牢，松紧适度，并在皮肤与夹板之间垫一些毛巾、衣物等，以免局部受压坏死。如无夹板，也可就地取材，使用其他硬物，甚至伤员自己的身体。

5. 尽早心肺脑复苏

如果伤员失去了呼吸、心跳，应立即实施心肺复苏，包括人工呼吸、胸外心脏按压。人工呼吸应每分钟进行16～20次，直至伤员恢复自主呼吸，心脏按压应每分钟进行80～100次，按压深度5厘米，直至伤员恢复心跳。

第二节 物品打击伤

1. 什么是物品打击伤

物品打击伤是指物体在重力或外力作用下产生运动,对人体造成的伤害事故,不包括设备本身、起重机械、坍塌造成的物体打击。

2. 物品打击伤的分类有哪些

常见物体打击事故主要有以下七类:

在高空作业中,由于工具零件、砖瓦、木块等物从高处掉落伤人。

人为乱扔废物、杂物伤人。

起重吊装、拆装、拆模时,物料掉落伤人。

设备带"病"运行,设备中物体飞出伤人。

设备运转中,违章操作,用铁棍、桶、卡料,铁棍飞弹出伤人。

压力容器爆炸的飞出物伤人。

放炮作业中乱石伤人等。

3. 典型案例

2002年8月24日上午,在上海某建筑公司总包、某建筑有限公司分包的某高层工地,分包单位外墙粉刷班为图操作方便,经班长同意后,拆除机房东侧外脚手架顶排朝下,围挡密目网,搭设了操作小平台。在10:50左右,粉刷工张某在取用粉刷材料时,觉得小平台上料口空档过大,就拿来了一180厘米×20厘米×5厘米的木板,准备放置在小平台空档上。在放置时,因木板后段绑着一根20#铁丝钩住了脚手架密目网,张某想用力甩掉铁丝的钩扎,不料用力太大而失手,木板从100米高度坠落,正好击中运送建筑垃圾至工地东北角建筑垃圾堆场途中的普工杨某脑部。事故发生后,现场立即将杨某送往医院抢救,终因杨某伤势过重,经医院全力救治无效于8月29日7:30死亡。

4. 物品打击事故原因有哪些

(1) **事故主要原因:** 外墙粉刷班长为图操作方便,擅自同意作业人员拆除脚手架密目网,违章在脚手架外侧搭设操作小平台。是造成本次事故的主要原因。

(2) **直接原因:** 粉刷工在小平台上放置180厘米×20厘米×5厘米木板时,因用力过大失手,导致木板从100米高度坠落,击中底层推车的清扫普工杨某,是造成本次事故的直接原因。

(3) **间接原因:** 分包单位管理人员未按施工实际情况落实安全防护措施,导致作业班组擅自搭设不符规范的操作平台;缺乏对作业人员的遵章守纪教育和现场管理不力;总包单位对分包单位管理不严,对现场的动态管理检查不力。

5. 此类事故预防及控制措施

分包单位召开全体管理人员和班组长参加的安全会议,通报事故情况,并进行安全意识和遵章守纪教育,重申有关规章制度,加强防撞警示柱的内部管理和建立相互监督检查制度,牢记血的教训始终绷紧安全生产这根弦,消除隐患,杜绝各类事故发生。

分包单位决定清退肇事班组,其所在分队列为今年下半年C档队伍,半年内停止参加公司内部任务招投标。

总包单位召开全体员工大会,通报事故情况,并重申项目安全管理有关要求。组织有关人员对施工现场进行全面检查,对查出的事故隐患,按条线落实人员限期整改,并组织复查。

总包单位进一步加强对施工队伍的安全管理和监督力度。项目部要结合装饰装潢施工特点，安全员要组织好专（兼）职安全监控人员，加强施工现场安全检查、巡视和执法力度，做到文明施工、安全生产。

6. 事故处理结果

本起事故直接经济损失约为17.8万元。

事故发生后，根据事故调查小组的意见，总、分包单位发文对本次事故负有一定责任者进行了相应的处理：

分包单位粉刷工张某，不慎将木板坠落，造成事故，对本次事故负有直接责任，决定给予公告除名，并处以罚款。分包单位粉刷班长丁某，违章操作，事发后又安排作业人员擅自拆除操作小平台，对本次事故负有主要责任，决定给予公告除名，并处以罚款。分包单位项目施工负责人高某，默认施工班组违章搭设操作小平台，对本次事故负有管理责任，决定给予行政记过处分，并处以罚款。分包单位项目负责人高某，平时缺乏对管理人员和作业人员的安全和纪律教育，对本次事故负有管理责任，决定给予行政警告处分，并处以罚款。分包单位公司副经理金某，对项目管理缺乏安全生产的考核和安全意识的教育，对本次事故负有管理责任，决定给予行政警告处分，并处以罚款。总包单位项目部卫某，对本次事故负有管理责任，决定给予行政警告处分，并处以罚款。总包单位项目部生产副经理张某，对本次事故负有管理责任，决定其作出公开检查，并处以罚款。总包单位项目部副经理孙某，对本次事故负有管理责任，决定其作出公开检查，并处以罚款。

7. 防范物体打击事故的主要措施有哪些

必须认真贯彻有关安全规程，克服麻痹思想，人人有责消除物体打击伤害事故，牢固树立不伤害他人和自我保护的安全意识。高空作业时，禁止投掷物料。清理楼内物料应设溜槽或使用垃圾桶。

手持工具和零星物料应随手放在工具袋内。安装更换玻璃要有防止玻璃坠落措施，严禁扔下碎玻璃。吊运大件要使用有防止脱钩装置的吊钩或卡环，吊运小件要使用吊笼或吊斗，吊运长件要绑牢。高空作业中，对斜道、过桥、跳板要明确有人负责维修、清理，不得存放杂物。操作使用的机器设备，必须符合质量要求，带"病"设备未修复达标前严禁使用。使用设备的操作人员，必须熟知设备特性、掌握操作要领，经过培训考试合格，持证上岗。排除设备故障或清理卡料前，必须停机。做好受压容器安全管理（详见受压容器事故预防部分），防止受压容器爆炸事故发生；各类放炮作业人员，要严格遵守有关规定，人员必须隐蔽在安全可靠处，无关人员严禁进入作业禁区内。

8. 物品打击伤的急救措施有哪些

当发生物体打击事故后，现场应急救援小组人员首先抢救负伤人员，对负伤人员做必要的处理，抢救的重点放在对颅脑损伤、脊柱骨折和出血上进行处理，处理后立即送医院救护。最先发现现场物体打击事故的从业人员立即将现场情况报告现场管理人员（应急救援小组组长），在场人员不要惊慌失措，立即暂停现场的生产活动，保护好事故现场。

应急救援小组组长接到物体打击事故报告后，奔赴出事地点迅速组织抢救伤者，抢救的重点放在对颅脑损伤、脊柱骨折和出血上进行处理：发生物体打击事故，应立即组织抢救伤者脱离危险现场，以免发生二次损伤。在移动昏迷状态的伤员时，应保持头、颈、胸在同一直线上，不能任意旋屈。若伴有颈椎骨折，更应避免头颈的摆动，可用"颈托"围住颈部，以防引起颈部血管神经及脊髓的二次损伤。观察伤者的受伤情况、部位、伤害性质。如伤员有出血，应立即止血。遇呼吸、心搏骤停者，应立即通畅气道进行人工呼吸，胸外心脏按压，胸部伤的胸骨、肋骨骨折、四肢的骨折也要包扎固定。处于休克状态的要让其安静、保暖、平卧、少动,并将下肢抬高约20°,尽快送医院进行抢救治疗。出现颅脑损伤,必须维持呼吸道通畅。昏迷者应平卧,面部转向一侧,以防舌根下坠或分泌物、呕吐物吸入,发生喉阻塞。遇有凹陷骨折、严重的颅底骨折及严重的脑损伤症状出现,创伤处用消毒的纱布或清洁布等覆盖伤口,用绷带或布条包扎后,及时送往就近有条件的医院治疗。

防止伤口污染:在现场,相对清洁的伤口,可用清洁敷料包扎;污染较重的伤口,可简单清除伤口表面异物,剪除伤口周围的毛发。但切勿拔出创口内的毛发及异物、凝血块或碎骨片等,再用清洁敷料覆盖包扎创口。在运送伤员到医院就救治时,对昏迷伤员应仰卧偏头,以防止呕吐物误吸。对烦躁不安者可因地制宜地束缚手脚,以防伤及开放伤口。脊柱有骨折者应用硬板担架运送,伤者要固定勿使脊柱扭曲。以防途中颠簸使脊柱骨折或脱位加重。造成或加重脊髓损伤。应急救援小组组长组织人员对出事地点的范围进行现场保护及安排人员作警戒。

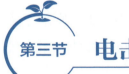

第三节 电击伤

1. 什么是电击伤

电击伤是指人体的不同部位同时接触到不同电位时,由于人体内通过电流构成电路的一部分造成对机体的伤害。触电能否对人体产生伤害及伤害程度如何,取决于人体电阻的大小、施于人体电压的高低、电流通过人体的时间和途径。

触电对于人体的伤害主要有电击和电伤两种。电击是人体受到

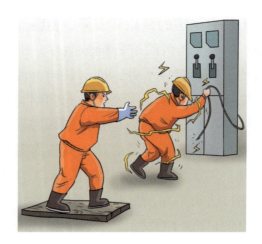

图 2-1　触电

一定电压后，体内电阻迅速减小，电流剧增，当电流达到 20～50 毫安时，人体即发生痉挛而不能脱开电源，造成呼吸困难，以致最后死亡。电伤是电流的热效应、化学效应、机械效应、熔化的金属等灼伤人体局部皮肤或肌肉。

　　常见的有单相触电、两相触电、跨步电压触电和接触电压触电四种。单相触电指人站在地面或接地体上，人体触及供电系统中的一相带电体。对于 380/220 伏系统，如果其中性点接地，则加于人体的电压约为 220 伏。两相触电指人体两个部位同时与两相带电体相接触。对于 380/220 伏系统，加于人体的电压为 380 伏。跨步电压触电是指接地短路电流向大地流散时，人的两脚跨步间（按 0.8 米计）承受电压下的触电。接触电压触电则是指接地短路电流向大地扩散时，人站在地面上，手触及设备时，在手与脚间承受电压下的触电。接触电压的大小通常按人站在距设备水平距离 0.8 米的地面上，手触及设备处离地面垂直距离为 1.8 米所受到的电压来计算。为了避免触电对于人体产生伤害，在低压用电设备中常设置触电（或漏电）保护器。它主要是由检测元件、脱极元件（即操作机构）和开关装置组成。

2. 典型案例

一位女士刚买了一台新的台扇，怀着喜悦的心情回到家中，插上电源后就触电死亡了。这就是发生在人们身边的触电事故，220伏的电源可在短时间内导致触电死亡。事后经检查，电扇、电扇的电源线、插头等均良好，电扇的线路也是正确的，问题就在插座上。那是不懂用电常识的人安装的，误把火线也接在三孔插座的保护接地的插孔里去，而与电扇外壳接的那根导线要求接的是地线，这样只要插上电源便使电扇外壳带上220伏的电压。触电的那天正巧是天气炎热，触电者是女性，穿短裤汗衫，赤脚着地，触电瞬间该女士就倒在地上，更巧的是电扇刚好掉在她的胸部，所以心脏流过较大电流而死亡。

3. 触电形式有哪些

电力施工中，人与带电体直接或者间接接触，一旦防触电措施做得不到位，极有可能引起触电事故的发生。由于人体与带电体接触的方式不一，导致不同的流通人体的电流途径，具体可分为单相触电、两相触电、接触电压触电和跨步电压触电四种类型：

（1）**单相触电：**单相触电是指人体直接或者间接接触了带电设备三相火线中其中一相火线，设备的电流通过人体，流入大地，这时候，人体将至少承受220伏的电压。单相触电分为低压单相触电和高压单相触电两种：前者人体直接接触低压电体，其电体通常采用变压器低压侧中性点直接或者不直接接地的接线方式，因此杀伤力较小；后者人体直接接触高压带电体或者人体没有接触高压带电体，但已经超过与带电体的安全距离，而造成了单相接地，这种触电伤害往往是致命的。

（2）**两相触电：**两相触电也称相间触电，即人体在与大地绝缘的前提下，双手或者其他部位同时接触带电设备或线路中的两根不同相线，或在高压系统中，人体同时接近不同的两根不同的相线，而发生电弧放电，这两种情况带电体的电流都是从一相线通过人体流入另一相线，形成了一个闭合回路。相对于单相触电，作用于人体身上的电压已经达到带电体的线电压，是最危险的。

（3）**接触电压触电**：人体站在外壳带电的设备周围，当手触及设备外壳，在人的手与脚之间承受一个电位差，当电位差超过了人体能够承受的安全电压的时候，则会引起接触电压触电。

（4）**跨步电压触**：跨步电压触电是指带电体设备接地发生了故障，电流向大地流散，地面一定范围内形成电位分布，人体一旦接触到电位分布接地短路点，则在两脚之间会形成了电位差，引起触电。由于跨步电压触电产生的特殊性，其大小往往除了电流大小，还与鞋、地面平坦程度、两脚距离、两脚方位以及离接地点的远近等因素联系在一起。

4. 事故原因分析

触电事故蕴含着规律，其规律梳理的结果体现为事故发生常见的原因，我们要有效防止触电事故的发生，就必须对这些原因进行研究：

非专业的电工缺乏专业的电工知识、电力安全知识和必要的事故防范措施，还有临时雇用的电工责任心不强，导致触电时防止触电事故的发生。另外，触电事故不同还表现在不同年龄的人身上，譬如中青年的电工由于经验不足发生触电事故比较多。

据统计，农村触电事故数量约是城市的 3 倍；其次触电事故的发生率也与行业相关，譬如矿业、建筑和冶炼等行业由于生产现场湿度高、温度高、人多物杂，还有就是设备的导电性比较强，以致触电事故比较多。

进行使用电气设备的时候，据统计，有 85% 以上的事故源于操作失误或者操作违章，究其原因，主要还是安全工作做得不彻底、安全教育与制度滞后、操作者的综合素质比较低。

据统计，触电事故多数发生于 6～9 月份这段时间，一是这个季节天气比较炎热，人体出汗多，穿戴衣服少，接触带电体后容易导电；二是这个季节雨水量多，空气和地面比较潮湿，增强了地面的导电能力，容易形成电流回路，再加上带电体的绝缘电阻受到天气影响下降，比较容易漏电；最后是这个季节出于农忙，农村用电量比较大，触电事故也随之增多。

设备问题也是事故发生重要原因，主要有：由于低压设备远远多于高压设备，接触低压设备的人员大多缺乏电力专业知识，因此，触电多数发生接触低压设备的事故上；带电设备有关电路的连接部位牢固性交叉、接触电阻也比较大、绝缘性能也不是很强，甚至可能在外界原因的催化下发生化学反应，由此导致了触电事故的发生。

5. 防止触电事故措施有哪些

（1）加强电力工程管理制度的建设。制度的建设有四大任务

1）人员的管理：从事电力工程建设的人员必须经过有关部门的专业培训、进行考核、取得"进网作业许可证"之后方可上岗从事电力工作。总之，作业人员必须具备扎实的专业知识、过硬的业务技能和高度负责任的素质，还要懂得一定的安全知识和触电时紧急救护的方法。

2）规章制度的完善：有关电力工程单位科学制定的工作规章制度必须与《电业安全工作规程》的有关规定相适应，按照规章制度严格作业，必须在电力设备保持良好安全运行状态的前提下，确保工作人员人身及设备的安全。

3）加强安全教育：专业人员技术、业务水平的提高除了培训之外，还须进行必要的安全用电宣传、普及安全用电基本知识，全体人员有必要树立"安全第一"的思想，杜绝麻痹大意的用电意

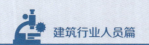 建筑行业人员篇

识，提高用户的安全意识和安全用电水平。

4）加强用电管理和安全检查：严格的用电管理和定期进行科技信息安全检查，能够及时处理电力设备的隐患和故障，及时肃清用电中的不安全因素和违章行为。

（2）触电防护措施：触电分为直接触电与间接触电，前者可采取对带电导体实施绝缘、屏护、隔离或保持足够的安全间距，或在安全电压下用电或装漏电保护装置等措施；后者则可采取对带电导体实施加强绝缘，或进行电气隔离、保护接地等措施。另外因地制宜地运用避雷常识，比如雷电时尽量不要靠近高大建筑、电杆等，雷电时尽量不用电器。

（3）规范工程作业：严格按安全规程进行作业，设置专人监护有触电危险的作业；完善规章制度，落实安全职责，严肃劳动纪律，严格安全考核，狠抓习惯性违章；加强设备的管理，并且明确安全职责范围；加强线路设备的检查，及时处理发现的隐患问题；努力提高电力线路的安全运行水平，应当按时对电力设备进行全面检修，定期对线路进行全面检查；严格按照规程要求安装维修电力设备。

（4）加强电力法规的建设：触电事故很多情况下发生在私设电网、乱接电气设备、安装设备不按照电力法规规定，置国家电力技术法规于不顾，制造了人为的不安全因素，导致设备安装不标准，操作不合理和管理无章等，鉴于此点，我们有必要加强电力法规的建设，做到严肃处理挂钩线、破股线、地爬线和绝缘不合格导线的使用单位；严格处理私自攀登、操作电力设备的行为；严禁私设电网，严禁用电网捕鱼、狩猎、捕鼠或灭害；严格规范市场电气设备的质量，处理质量低劣的电气设备的商家。其次，许多单位和个人，故意实施破坏，受到国家保护的电力设施的危害行为。《电力设施保护条例》明确规定：任何单位或个人不得从事危害电力

线路设施的行为，因此加强电力法规建设的同时还要严惩破坏国家财产的电力设施，减少破坏行为所引起的安全事故和国家财产的损失。

6. 电击伤的急救措施有哪些

人体触电后的表现有假死、局部电灼伤、伤害较轻 3 种。

所谓假死，即触电者丧失知觉、面色苍白、瞳孔放大、脉搏和呼吸停止。由于触电时心跳和呼吸是突然停止的，虽然中断了供血供氧，但人体的某些器官还存在微弱活动，有些组织的细胞新陈代谢还在进行，加之体内重要器官并未损伤，只要及时进行抢救，触电者极有被救活的可能。触电急救的主要原则是迅速脱离电源，就地正确抢救，坚持到底不中断。迅速脱离电源。对于低压触电者，当发生触电事故后，现场的作业人员应就近及时采取果断的处理措施，若开关电源在附近可立即拉断开关。如果导线搭在触电者身上可采用木杆、木板等绝缘材料将带电导线挑开；若触电者倒在带电体上可采用木板等绝缘材料将其撬开；如果没有电麻感，可用手拽拉触电者的双肩，将其从带电体部位拉开，但是不可拖拉触电者的鞋。

就地正确抢救。触电者脱离电源后，处于"假死"状态时，恢复触电者的心跳和呼吸是最重要的。时间就是生命。如果匆忙送医院，就会把最宝贵的抢救时间（也是最容易救活的时间）贻误在路途上。心跳和呼吸停止时间长，医术再高的医生也难于恢复了。因此，要刻不容缓地进行就地抢救。

坚持到底不中断。对触电"假死"者的抢救一旦开始，就应连续不停地进行下去，可能要进行数个小时。这是一项艰苦的劳动，在抢救全过程中，不能轻易地停下来。抢救者要有坚定的信心，只要触电者尚有百分之一的希望，抢救者就要尽百分之百的努力。如果触电者经医生诊断确实死亡，方可停止急救。但需注意，心脏停

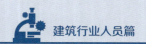

搏、呼吸中断、失去知觉、瞳孔放大,这些都不是真正死亡的标志,不能以此为依据判断死亡,停止抢救。

第四节 机械伤害

2020年2月28日,国家统计局发布了《中华人民共和国2019年国民经济和社会发展统计公报》,公报第12项统计了我国2019年"资源、环境和应急管理"情况。2019年全年各类生产安全事故共死亡29 519人。工矿商贸企业就业人员10万人生产安全事故死亡人数1.474人,比上年下降4.7%;煤矿百万吨死亡人数0.083人,下降10.8%。道路交通事故万车死亡人数1.80人,下降6.7%。尽管死亡总数比之去年有所下降,但是29 519人的数字还是应引起我们足够警醒。安全生产,任重道远!

1. 什么叫机械伤害

机械伤害主要是指各种转动机械设备、工具及加工件的外露部分(齿轮、轴、履带等)在往复运动和传动过程中直接与人体接触引起的夹伤、切割、剪切、卷入、碾压、刺伤等导致的各种伤害,但不包括车辆、起重机等引起的伤害。

2. 机械伤害共有几种类型

根据机械系统的整体出发,综合考虑机械的不同状态,同一危险的不同表现形式,不同危险因素之间的联系和作用,以及显示的或潜在危险的不同形态等,机械伤害可分为八大类型。

3. 机械伤害的类型分别有哪些

引入或卷入碾压的伤害:引起这类伤害的主要危害时相互配合

的运动机，例如齿轮和齿轮之间，带与带轮、链与链轮之间因滚动引发碾压。

挤压、剪切和冲击的伤害：引起这类伤害往往是做往复直线运动的零部件，其运动轨迹可能是横向的，如大型机床的运转中的带链等。也可能是垂直的，如剪切机的压料装置和刀片、压力机的滑块、大型机床的升降台等。两个物件相对运动状态可能是接近型，距离越来越近，甚至最后闭合，也可能是通过型，当相对接近时，擦肩而过。做直线运动特别是相对运动的两部件之间、运动部件与静止部件产生对人的夹挤、冲撞或剪切伤害。

卷绕和绞缠的伤害：引起这类伤害的是做回转运动的机械部件。如轴类零部件，包括联轴器、主轴、丝杠等；回转件上的突出形状，如安装在轴上的凸出键、螺栓；旋转运动的机械部件的开口部分，如链轮、齿轮、皮带轮等圆轮型的零件的轮辐、旋转凸轮的中空部位等。旋转运动的机械部件将人的头发、饰物、手套、肥大衣袖或下摆随回转卷绕，继而引起对人的伤害。

飞出物打击的伤害：由于发现断裂、松动、脱落或弹性位能等机械能的释放，使失控物件飞甩或反弹对人造成伤害。例如，轴的破坏引起装置在其上的带轮、飞轮等运动零部件坠落或飞出；由于螺栓的松动或脱落，引起被紧固的运动零部件因为弹性元件的位能引起弹射，例如，弹簧带等的断裂、在压力或真空下的液体或气体位能引起的高压流体喷射等。

物体坠落打击的伤害：在高处的物体具有势能，当意外坠落时，势能转化成动能，进而造成危害。例如，高坠落的零件、工具或其他物件；悬挂物体的吊挂零件破坏或者具有夹持不牢固引起物件坠落。由于质量分布不均衡，重心不稳定，在外力作用下发生倾翻、滚落，运动部件运行超过行程脱轨导致的伤害等。

跌倒、坠落的伤害：由于地面堆物无序或者地面凹凸不平导致的磕碰跌伤，接触地面摩擦力过小（光滑、油污、冰雪等）造成打滑、跌倒；人从高处失足跌落、误踏入坑井坠落等。

碰撞和剐蹭的伤害：机械上的突出、悬挂部分，比如起重的支腿、吊杠，机床的手柄，长、大加工件伸出机床的部分等。这些物件无论是静止的还是运动的，都可能产生危险。

切割和擦伤的伤害：刀具的刃、零件表面的毛刺，工件或废屑的锋利飞边，机械设备的利角、锐边或者粗糙的表面，无论物体是运动还是静止，这些都是潜在的危险。

4. 常见的可能产生机械伤害的设备都有哪些

各种起重设备及其配套吊索工具；各类旋转切割打磨设备、转孔工具、手持电动工具；可自行行走的自动焊机、卷板机、剪板机、压缩机以及手锤、手锯等。

5. 最常受到机械伤害的部位是哪里

机械对人体伤害最多的部位是手。因为手在劳动中与机械接触最为频繁，其次是头部。

6. 典型案例

（1）深圳市"5·7"起重吊运事故：2021年5月7日18：10，某建筑工地1名司机在操纵室内操纵汽车起重机，另一名作业人员站在操纵室外与该司机聊天，其间该司机在操纵汽车起重机的主钩和副钩进行空载升降动作，突然副钩坠下，砸到操纵室顶部后再打击到涉事人员的头部，导致该司机当场死亡。

（2）江苏省常州市"5·9"机械伤害事故：2021年5月9日某钢厂工人正在车间机器上工作，滚烫的钢材突然从机器里冒出，将工人打翻在地，旁边的工友随后拉下电闸，使被烫伤的人员摆脱了危险，受伤人员身上缝50多针，脸部20多针。事故初步疑似为设备故障。

（3）河北衡水翡翠华庭"4·25"施工升降机轿厢坠落重大事

故：2019年4月25日，河北衡水市翡翠华庭项目1号建筑工地发生一起施工升降机轿厢（吊笼）坠落的重大事故，造成11人死亡、2人受伤，直接经济损失约1 800万元。发生原因是，事故施工升降机在安装过程中，第16、17节标准节连接位置西侧的两条螺栓未安装，第17节以上的标准节不具有抵抗侧向倾翻的能力，形成重大事故隐患。但事故施工升降机安装完毕后，未按规定进行自检、调试、试运转，未组织验收即违规投入使用，最终导致事故发生。

7. 可能导致机械伤害的发生的原因、分布特点和危害

工作场所的人员不安全、物件的不安全状态以及工作环境及管理过程中出现漏洞的综合影响下可能导致机械伤害，其中人为因素还可以分为操作失误和误入危险区导致意外发生。具体可能原因如下：

（1）**人的不安全行为，操作失误的主要原因：**机械产生的噪声使操作者的知觉和听觉麻痹，导致操作产生失误；依据错误或不完整的操作或控制机械产生失误；机械的显示器、指示信号等显示失误使操作者操作失误；控制与操作系统的识别性、标准化不良而使操作者产生失误；时间紧迫导致没有充分考虑，导致操作失误；缺乏对机械的危险性的认识而导致操作失误；技术不熟练、操作方法不当导致的操作失误；准备不充分、安排不周密，仓促操作导致的操作失误；监督检测不充分，违章操作；人为地使机器处于不安全状态，如取下安全罩、切除连锁装置等。走捷径图方便，忽略安全程序，如不盘车等。

（2）**误入危险区的原因有：**操作机器的变化，如有改变操作条件和改进安全装置；图省事、走捷径的心理，对熟悉的机器，有意省略某些程序而误入危险区；条件反射下忘记危险区；单调的操作使操作者疲劳而误入危险区；身体或环境影响导致视觉或听觉失误

而误入危险区；错误记忆和思维，尤其是对新机器和操作不熟悉导致新工人容易误入危险区；指挥者错误指挥，操作者未能抵制而误入危险区；信息沟通不良导致误入危险区；异常状态及其他条件下的失误。

（3）**机器不安全状态**：机器的不安全状态，如机器的安全防护设施不完善，通风、防毒、防尘、照明、防震、防噪声及气象条件等安全卫生设施缺乏等均等诱发事故。危险源常存在下列部位：

1）旋转的机件具有将人体或物体从外部卷入的危险：机床的卡盘等和旋转轴的突出部分有挂钩衣袖、裤腿、长发等而将人卷入的危险，相对接触而旋转的滚筒有使人被卷入的危险；

2）做直线往复运动的部分有撞伤和挤伤的危险，冲压、剪切、锻压等机械的模具、锤头、刀口等部位存在撞压、剪切的危险；

3）机械的摇摆部位又存在撞击的危险；

4）机械的控制点，操纵点、检查点、取样点、送样点、送料过程也都存在不同的潜在危险因素；

5）如果设备不是本质安全型设备，缺乏自动探测系统或有设计缺陷，不能从根本上防止操作失误，也更容易导致事故发生。

（4）**环境因素**：不良的操作环境，如作业区杂乱无章、通道不通畅、场地面积等环境也会导致机械伤害的发生。

（5）**管理的因素**：作业单位对安全工作重视度低，安全生产主体责任不落实，在组织管理方面存在缺陷，安全教育培训不足，导致操作者安全意识淡薄，缺乏自我保护能力。政府及相关监管部门对施工现场存在的明显违法违规行为整治不力，安全监管流于形式。

（6）**防护要点**：工作场所在什么情况下是安全的？要预防机械事故，工作场所可以从以下几个方面预防：

1）配备本质安全型设备，如有自动探测的装置，在有人手等肢体处于机械设备的危险部位如刀口下时，此时设备不仅不会继续运作，且即使有人误触设备开关也不会运作，从而保障人员安全。

2）加强对机械设备及操作人员的管理：要制定详细的机械设备操作规程，并对设备人员加强培训，使职工提高安全意识，认识到操作过程中的危险因素；要为职工配置合格的个人劳动保护用品，并督促正确使用；要加强对设备操作区域的管理，及时清理杂物，使操作区保持干净整洁、通道通畅；要定期对机械设备进行检查，及时处理设备存在的隐患和问题，使机械设备的各种安全防护措施处于完好状态；要保证投入使用的机械设备必须完好，有齐全的安全防护措施、相关生产许可证明和出厂合格证明；机械设备安装后必须按照规定办理验收手续，相关部门检测合格后才能使用；操作人员必须经过相关培训、合格后才允许上岗，特殊作业人员持相关作业证上岗；操作人员还必须佩戴好劳动保护装备，严格按照说明书及操作规范进行操作。

3）创造良好的工作环境，让作业人员又充分休息、保持良好的工作状态。

（7）人员操作在什么情况下是安全的

可以从消除机械设备和人的不安全行为两个方面着手保障操作人员的安全。

1）消除设备的不安全状态：投入使用的机械设备必须完好，安全防护措施齐全，机械设备有安全生产许可、出厂合格证。机械设备安装后应按固定办理验收手续，验收合格后才使用；操作前应对机械设备进行安全检查，先空车转运，确认正常后，再投入使用。机械设备在运转过程中，禁止身体任何部位进入设备内部进行调整，不得徒手清扫杂物等，设备上应张贴安全生产警示；生产经营单位必须对机械设备的安全装置经常性维护、保养，并定期检

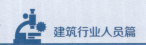
建筑行业人员篇

测,保证安全装置能够正常使用。机械设备的维护、保养应当做好记录,并由相关人员签字。

2)消除人的不安全行为:检测或调试机械必须严格执行断电、挂牌和专人监护制度。机械检修或调试完毕,运转前,必须对现场进行细致检测,确认机械部位人员彻底撤离后才可以正式工作;对机械设备的维护、保养、清洁工作必须在停机状态下进行;机械设备运作时,操作者不得离开工作岗位,严禁无关人员进入机械作业场所;加强机械设备操作人员的岗位培训:生产经营单位应该对从业人员进行安全生产教育和培训,保证从业人员具备必要的安全生产知识、熟悉相关的安全生产规章制度和安全操作流程,掌握本岗位的安全操作技能,了解事故应急处理措施知悉自身在安全生产方面的权利和义务。未经安全生产教育和培训合格的人员,不得上岗操作机械设备;操作人员必须佩戴好劳动保护用品,严格按设备说明书及安全操作规程进行操作。调高机械设备的本质安全:本质安全是指通过设计等手段使生产周边或生产系统体系本身具有安全性(即使在失误操作或发生故障的情况下也不会造成事故的功能)。

8. 应急处置和常见机械伤害的急救方法

(1)**颅脑外伤**:颅脑外伤就是头部因外力打击受到的伤害,包括头皮、颅骨及脑组织的损伤和颅内出血等。颅脑外伤是一种非常严重的甚至危及生命的损伤,伤者一般表现为昏迷、头晕、头痛、恶心、呕吐、双侧瞳孔大小不等大等症状。

对颅脑外伤的急救应注意以下几点:让患者平卧,减少不必要的活动,不要让患者坐着或走动,最好平稳地放在担架或木板上送医院救治;对伤口内的异物,如木片、石头或者金属等,不要随便去除,因为不适当的取出可能导致更严重的出血,或者损伤神经,造成更严重的后果;鼻腔、口腔或者外耳道出血的伤者不要用药棉填塞,避免加重颅内感染和积血,只有耳廓或者鼻部表面出血的伤患，可以使用干净毛巾进行适当的压迫止血；对于意识不清或昏迷的患者，不要用粗暴方法弄醒或者摇醒，要把头部侧卧，保持呼吸道通畅，避免呕吐物或者痰液阻塞呼吸道；不要马上给伤者服药，包括止痛药品等。首先，颅脑外伤患者容易合并呕吐，不宜口服药物，其次，口服不适当的药物可能在随后送医过程中掩盖病情，影响医生对病情的评估，甚至可能加重病情；脑组织（脑脊液等）从伤口流出时，千万不要把流出的脑组织再送回伤口，也不可以用力包扎，应该在伤口周围用消毒纱布做成保护圈，用一清洁小碗盖上，用干纱布适当包扎止血，以防止脑组织受压；尽快送伤者到就近医院抢救，运送过程中把伤者头转向一侧，便于清理呕吐物和痰。

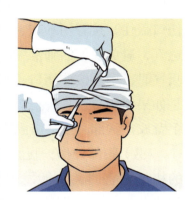

图 2-2　头部包扎

（2）**胸部外伤**：胸部外伤分为胸壁皮肤软组织挫伤、胸廓骨折和胸腔脏器损伤三类。前两类的应急处置主要是进行止血包扎。胸腔脏器伤按胸壁有无穿刺还可分为：封闭性创伤和吸气性创伤。这两种伤害都必须进行及时抢救，否则伤者会有生命危险。

封闭性创伤：封闭性创伤是因为肋骨骨折，骨折端刺进肺部而造成的，主要表现为伤者局部疼痛、深呼吸或咳嗽时疼痛加重。如果肺部被严重刺伤，肺内空气漏出会充满一侧胸腔，肺就会缩小，还会把心脏推向对侧。患者出现呼吸困难的情况下，应立即送往医院急救，还可用粗的针头插进锁骨中线第 2~3 肋骨之间排气，降低胸膜腔内的压力，让肺组织充分恢复。如果伤者表现为咳嗽时候喷出血液或者休克，伤侧胸廓肋骨间隙饱满，说明胸腔内有大量出血，应紧急送往就近医院，切勿延误抢救。

吸气性创伤：吸气性创伤多是胸壁被锐气刺穿或者折断的肋骨突出胸壁外造成。伤者呼吸时，空气不经过呼吸道，而多是直接从伤口吸入胸内，同时带血的液体会由伤口冒出。急救要点为：让患者躺下，让身体侧向受伤一侧，避免胸内血流流往另外一侧，避免累及健康的对侧肺部；如果看到空气从伤口进出肺部，可先用手迅速将伤口盖住，接着用纱布、毛巾等辅料，并用胶布贴牢，切勿让伤口再透气，避免受伤的肺部缩陷；如果胸部伤口有出血，止血可先在患者吸气时，用手按住伤口，继而在伤口处用纱布、毛巾等堵住伤口，但是如果怀疑有肋骨骨折等情况，不要用力在伤口施压；将受伤的一侧手臂放在胸部，三角巾固定；立即送往就近医院诊治。

（3）**腹部外伤：**腹腔内脏器肝脏、脾脏、胃肠道和膀胱等受到的机械伤害时，可能发生破裂甚至威胁生命，主要表现为：腹痛，面色苍白、全身湿冷和发热等。急救要点为：

让患者平卧，轻轻掀开受伤部位的衣服，使伤口露出，便于护理，不要直接对伤口咳嗽、打喷嚏，避免伤口细菌感染；有内脏脱出的情况时，禁止挤压和回纳，用消毒碗覆盖，或用大块纱布或清洁辅料浸泡温水后拧干后围住脱出脏器，然后用绷带轻轻包扎；禁止喝水和吃东西，注意保暖；尽快就医，并且要经常检查呼吸和脉搏变化情况。

（4）**骨折：**发生骨折后，主要表现为：受伤部分软组织肿胀、皮下淤血、局部肢体畸形，上肢骨折表现为不能屈伸胳膊等，下肢骨折可能表现为无法行走。急救要点为：对出血或大面积软组织撕裂伤，应立即用绷带或清洁布加压包扎，绝大多数可达到止血目的；有条件者，在包扎之前应用双氧水、生理盐水清洁伤口，再用碘伏消毒后包扎；及时正确地固定断骨，可以减少疼痛和继发的周围软组织损伤，同时也便于伤者的搬运和转运。固定断骨的工具可以就地取材，如木棍、树枝、木板等，但长度要求超过骨折处上下两个关节，不使骨折端移位为基础；尽快将患者迅速、安全地转运到医院进一步救治。过程中要注意轻柔、稳定、防止震动和碰撞伤处，同时还要注意保暖和保持呼吸道通畅；在搬运过程中，不可采取一人抱头一人抱脚的方法，也不可以让患者屈身侧卧，这样容易引起患者骨折端移位、摩擦进一步造成周围血管、神经的损伤。应该多人同时用硬木板缓缓平托；脊柱骨折或颈部骨折时，除非是室内着火等情况，应该让患者在原地不动，等待携带医疗器械的医护人员搬动，颈椎骨折的患者还需要把头部放正，两边用沙袋夹住，避免头部随意晃动。

（5）**肢体切断**：断肢（指）后，有时立即会造成患者因失血过多或疼痛而发生休克，所以应该首先设法止血，急救要点为：让患者平躺，用纱布或干净布块覆盖伤口，再用绷带固定或包扎；如果手臂切断，用绷带把断臂挂在胸前、固定；照顾好伤者后，设法找回断肢，如离断的伤肢仍在机器中，不要将肢体强行拉出，或将机器开动，避免增加损伤的机会，应该拆开机器后拿出；离断的肢体立即用无菌纱布或干净的纱布包扎，然后放入塑料袋。有条件者，可置入4摄氏度的冰箱中。离断后的肢体如还有皮肤和肌肉相连，不能将其离断，应该放在夹板后包扎，立即送往医院紧急处理；严禁在离断的伤肢的残端涂抹各种药物，更不能涂抹牙膏、灶灰等；严禁将肢体浸泡在酒精或福尔马林液体中，否则可能会造成组织细胞凝固、变性，失去再植机会；同理，也不能浸泡在高渗性葡萄糖液体或低渗液体中，装有断指的袋子不能有破损，不要和冰块直接接触，避免冻伤。

（6）**眼内异物的急救要点**：异物进入眼睛内后，不要用手揉眼睛，可以通过反复眨眼睛，激发流泪，让眼泪将异物冲出来；或者用手将眼睑轻轻提起，眼球同时上翻，泪腺就会分泌泪液将异物冲出来，也可以同时咳嗽几声，把灰尘、沙粒咳出来；取一盆清水，吸一口气，把头浸入水中，反复眨眼，用水漂洗，或者把装满清水

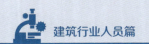建筑行业人员篇

的杯子罩在眼上，冲洗眼睛，也可以侧卧，用温水冲洗眼睛；如果异物是铁屑类物质，先把磁铁洗干净，将眼皮翻开贴在磁铁上，然后慢慢转动眼球，铁屑有可能被吸出来，如果没取出，不应该勉强剔除，避免加重损伤引起危险；异物取出后，可适当滴入一些眼药水或者挤入眼膏，预防感染；采用上述方法无效或者越加严重、异物嵌入眼球无法取出，或者已经取出但患者仍诉疼痛者，应用纱布覆盖受伤眼睛，到医院救治。

（7）**眼睛刺伤的急救要点：**让患者平躺并撑住头部，尽可能使之保持静止不动；异物刺进眼内，不要自行拔除，避免引起进一步损伤；不要对眼睛进行擦拭或者清洗，更不要压迫眼球，以防更多眼内容物挤出；见到眼球鼓出，或者从眼球脱出，千万不要推回眼内；用纱布轻轻盖上受伤眼睛，再用绷带轻轻包扎，不使覆盖的纱布掉落移位为宜；如有物体刺伤在眼睛上或眼球脱落的情况，可用纸杯或者塑料杯盖在眼睛上，保护眼睛，千万不要触碰或施压，然后再用绷带包扎；包扎要注意进行双眼包扎，这样可以减少没有受伤的眼睛的活动而带动受伤眼睛的转动，避免了眼睛因摩擦和挤压而加重伤口出血和眼内容物继续流出等不良后果；包扎时不要滴眼药水，避免增加感染的机会，更不要涂眼药膏，这样可能给医生评估和处理伤口增加不必要的难道；立即送往医院救治，过程中患者应该保持平卧并减少震动。

第五节 坍塌事故

坍塌事故是建筑行业的五大常见伤亡事故之一。随着高层和超

高层建筑的大量增加，基础工程施工工艺越来越复杂，在土方开挖过程中的坍塌事故也在增加。同时，由于建筑物的质量缺陷和地震等自然灾害，也将引起建筑物坍塌事故。2020年，仅广东省就发生3起重大模板倒塌事故，造成19人死亡、3人受伤。

1. 什么叫坍塌事故

坍塌事故是指物体在外力和重力的作用下超过自身极限强度的破坏，失去其结构稳定失衡而导致坍落，而造成物体高处坠落、物体打击、挤压伤害及窒息的事故。可以分为：土方坍塌、模板坍塌、脚手架坍塌、拆除坍塌、建筑物及构筑物的坍塌事故。前四类一般发生在施工作业中，而后一种一般发生在使用过程中。坍塌事故往往因掉落物体自重大和作用范围大，往往伤害人员多、后果严重，容易发生重大或特大人员伤亡事故。

2. 建筑坍塌事故特点

（1）建筑火灾坍塌事故的突发性和不可预见性强、人员逃生难。建筑坍塌受建筑结构、建筑质量、火灾荷载、自然条件、火灾等因素影响，建（构）筑物倒塌事故随时可能发生，且事故前兆很不明显，允许人员逃生的时间极短，待人们察觉时，倒塌事故往往已经造成了严重后果。尤其是大型钢筋混凝土结构发生火灾后坍塌的案例不多，没有现成的经验借鉴，也缺乏相应的理论支持。从实际经验分析，从发生火灾到坍塌的时间长短不一。相似的建筑，有的在熊熊大火中燃烧几十小时没有发生坍塌，有的仅几小时就发生了坍塌。因此，救援过程中指挥员不能准确判断什么时候需要撤离现场。

（2）易引发次生灾害，即连锁反应很多。突发性建（构）筑物倒塌事故，可能造成建筑内部燃气、供电等设施毁坏，导致火灾的发生，尤其是化工装置等构筑物倒塌事故，极易形成连锁反应有毒气（液）体泄漏、爆炸等事故，导致灾害的扩大。

（3）社会影响大：建（构）物毁灭性倒塌事故发生后，人员伤亡重，社会负面影响极大。美国"9·11"事件，震惊了世界，湖南衡阳"11·3"事故，其惨痛教训至今仍令人痛心。

（4）救援难度大：建筑物倒塌，往往导致较大的人员伤亡以及并发生次灾害，根据灾情所需，救援投入的力量较多，不仅涉及消防部队，还涉及公安、医疗救援以及水、电、燃气、交通等部门；由于被埋压待救的被困人员较多，受装备限制，救援行动的有效性势必减弱，灾后救助往往是长时间连续作战。

3. 典型塌方案例及事故原因分析

（1）**江西钢结构厂房大风天坍塌：** 2010年12月30日8：10左右，赣州市安远县欣山镇，江西某农产品有限公司一在建钢结构厂房发生倒塌。经初步核实，事故造成4人死亡、4人受伤。经江西省住建厅调查，该工程项目总建筑面积19 584平方米，建筑长度192米，宽度102米，每开间8米，檐口高度12米，跨度34米的三连跨钢框架结构厂房。项目于2020年10月22日开工建设，未取得施工许可证。

经专家现场勘查，初步分析事故原因为：施工单位未按设计图施工，未安装柱间支撑及屋面水平支撑，屋面水平系杆制作安装位置不符合设计要求，跨度大于6米的钢梁未设置临时支撑，导致厂房钢结构体系平面外刚度不足。同时，工程施工前未按照危险性较大分部分项工程安全管理有关规定，编制专项施工方案，开展安全技术措施交底。施工单位也未响安远县气象局发布的寒潮大风蓝色预警，在恶劣天气（平均风速6级，阵风7~8级）环境下仍组织施工作业。目前，事故仍在进一步调查处理中。无证开工，未按图纸施工、无方案、无交底，恶劣天气强行施工，都成了该工地的"催命符"。

（2）**广西河池南丹庆达惜缘矿业投资有限公司"10·28"重大**

坍塌事故： 2019 年 10 月 28 日，广西壮族自治区河池市南丹庆达惜缘矿业投资公司（以下简称庆达矿业公司）大坪村矿区锌银铅锑锡铜矿 2 号窿口内发生坍塌事故，造成 13 人死亡。因为庆达矿业公司在 315 米中段利用已封闭的废旧巷道，以及新开挖掘进的巷道到达 445 米水平，超出庆达公司采矿权范围 1.3 千米以上（平时设有密闭，以躲避监管部门检查）进入相邻矿山广西华锡集团铜坑矿已充填的采空区下方盗采边缘矿体。事故巷道靠近铜坑矿采空区冒落带。该区域上下都是铜坑矿的采空区和充填体，由于下部采空区发生垮塌，带动上部充填体和围岩发生垮落，产生冲击地压，导致人员受到冲击波伤害以及掩埋造成死亡。

事故原因分析：

事故企业法治意识、安全意识淡薄，无视国家安全生产法律法规，无视矿工生命安全，对各级监管部门关于矿山安全生产要求置若罔闻，违法违规甚至非法生产。

地方有关部门监管执法不到位，对企业长期盗采资源等非法违法行为打击不力，执法不严。

地方政府安全发展理念不牢、安全生产红线意识不强，没有处理好安全与生产、安全与效益、安全与发展的关系，地方矿业秩序混乱。

（3）浙江海宁龙洲印染有限责任公司"12·3"重大污水罐体坍塌事故： 2019 年 12 月 3 日，浙江省嘉兴海宁市许村镇荡湾工业园区内海宁市龙洲印染有限责任公司（以下简称龙洲公司）发生污水罐体倒塌，砸中邻近海宁市都彩纺织有限公司、海宁市亿隆纺织有限公司部分车间，罐体内大量污水向厂房内倾泻，造成部分厂房倒塌，造成 10 人死亡、3 人重伤。

事故原因分析：

企业事故污水罐的设计存在缺陷、罐壁钢板材料不符合标准要求、罐体施工过程中焊接质量存在严重问题，污水渗入焊缝未焊透区域，发生氧化腐蚀，使其强度持续减弱，导致焊缝处在水的静压力下发生破裂，进而罐体发生坍塌事故。

事故企业安全主体责任不落实，将技改项目分包给无设计资质的设计单位、无施工资质的施工单位，工程建设过程中未按规定聘请监理公司对施工过程进行监理。

事故企业安全意识薄弱，未识别技改项目带来新的安全风险，对污水存储设施存在的安全隐患视而不见，设施一直带"病"运转。

地方政府及有关职能部门在对企业环保建设项目"三同时"审查过程中，未依照相关法律法规和有关要求，认真组织开展备案、验收、监督、检查等工作。

（4）丰城电厂冷却塔倒塌事故是近年来特大型安全事故：事故发生于冷却塔筒壁施工中，冷却塔直径约130米，喉部直径约75米，塔高165米，喉部高130米。在冷却塔附近设混凝土搅拌站，采用悬挂式脚手架，绑扎钢筋，支护模板，浇筑混凝土，拆模循环作业。分为钢筋工、木工多个班组。劳务人员通过塔中心的升降机和平桥来到模架平台操作。2016年11月24日7:00左右，5个木工班组共70人，进入平台。此时第53号筒壁完成浇筑，第50号筒壁已养护约30个小时，在拆除第50号筒壁时，第50、51、52号筒壁坍塌向外坠落，引起模板平台坠落和拉索连接的平桥倒塌，木工70人和1名平桥操作员，2名升降机操作员死亡，塔内地下室若干工人受伤，直接经济损失超过1亿元。

事故原因分析：

在丰城当地11月11—14日几天中气温骤降，采用当时混凝土配合比，模拟当时气温养护30小时、16小时、4小时后，强度约为2.35兆帕、0.29兆帕、无强度。远低于《双曲线冷却塔施工与质量验收规范》中对悬挂式脚手架施工拆模时混凝土强度的限值6

兆帕。事故原因直接来自第 50、51、52 节筒壁混凝土强度不足。

事故调查还发现该项目筒壁施工工期被大量压缩，从 212 天缩短到 110 天，进度滞后采用大干百天，连班 24 小时倒班地加工生产。本应是施工方、承包方、监理方现场见证拆模，但忽略了管理规定无任何书面控制记录，由劳务方自行持续地循环作业。另外施工方案中对筒壁工程的施工未识别为危险性较大的分部分项工程，对拆模未采取针对性的管理控制措施。

在事故发生前，同等条件下养护的试块本应在第三方试验室送检，并将检测报告交给施工方工程部长，由他决定是否拆模继续施工。但事实上养护试块只是偶尔送到搅拌站做强度试验，在 24 日施工方试验人员已发现混凝土未凝固无法脱模，送到搅拌站后测试强度为 1 兆帕。施工部长得到汇报后未采取任何措施。施工方 11 日得到降温消息，要求增加早强剂，调整配合比，但工作未落实。该施工单位总公司，发布冬季施工方案，但决策人认为丰城当地气温未达到冬季施工的情况。事故发生后，调查原因，积极救援，对相关责任人追责。有 31 人被刑事追责，48 人被处分通报，有几个单位被罚款。

（5）武汉市发生 1 起重大模板倒塌事故：2020 年 1 月 5 日 15：30 许，位于江夏区五里街天子山大道 1 号的武汉市巴登市生态休闲旅游开发项目一期一标段、二标段发生高模板坍塌事故，造成 6 死 6 伤。

事故原因分析：

闸楼高大模板支撑体系框架未按施工方案要求搭设，现场采用 16# 轴线处 400 梁 × 1 200 梁支架沿梁跨方向轴线缺少扫地杆和第一步水平杆，使水平杆步距超过设计步距的 2 倍以上，导致梁支座的稳定性达不到设计承载要求，闸楼高模板支撑系统安装后未按要求验收。

现场浇筑时，违反了专项施工方案中对称浇筑的要求，在洞口建筑斜屋面上采用不对称浇筑。实际附加弯矩增加了 B 轴 400 梁 × 2 560 梁支座立杆上的压力，导致此处梁支座的稳定性不满足设计承载要求。

现场浇筑竖向结构（KZ1、KZ3 框架柱）后，未按"竖向结构强度达到 50% 后浇筑水平构件"的要求，立即开始梁板浇筑。由于竖向结构强度不足，B 轴 400 梁 × 2 560 梁钢筋随支架变形而发生偏转，将框架柱拉下，增加了事故的规模和严重性。

随后，对高模支撑系统脚手架材料（钢管、扣件、可调顶件）进行现场抽样检查，发现部分材料不合格，导致脚手架承载力和稳定性低于专项方案设计预期。

4. 建筑坍塌事故有哪些特点

突发性、不可预见性强，人员逃生难：建筑坍塌受建筑结构、建筑质量、自然条件等因素影响。建（构）筑物倒塌事故随时可能发生，且事故前兆很不明显，允许人员逃生的时间极短，待人们察觉时，倒塌事故往往已经造成了严重后果。

易引发次生灾害：突发性建筑物坍塌事故，可能造成建筑物内部燃气、供电等设施毁坏，导致火灾的发生。

社会影响大：建筑坍塌事故十之八九都是质量问题导致的。工程质量关系着千家万户人民的生命财产安全，关系社会的稳定，意义重大，影响深远。所以，一项质量不达标的工程是不应该存在的。

救援难度大：由于被埋压待救的被困人员较多，受装备限制，救援行动的有效性势必减弱，灾后救助往往是长时间连续作战。

5. 防护要点都有哪些

采取多种形式，不断提高项目经理、施工技术负责人、各级管理干部及施工现场管理人员对防止各类坍塌事故重要性的认识，坚持"安全第一，预防为主"的安全生产方针，牢固确定"安全第一，质量第一"的观念，通过建造高质量的建筑物、构筑物来保障人民群众生命财产的安全，通过安全文明施工来保证工程的顺利进行。

不能忽视土方施工中安全技术措施的落实，土方工程由于是地面施工，万万不能忽视土方工程施工中安全技术措施的落实，要防止土方坍塌，应坚持基础施工要有支护方案，基坑深度超过5米，要有专项支护设计，要确保边坡稳定，按顺序挖土，作业人员必须严格遵守安全操作规程，有效地处理地下水，要经常查看边坡和支护情况，发现异常应及时采取措施，支护设施拆除应按施工组织设计的规定进行。

要加强现场检查，及时纠正违章，消除事故隐患。要避免各类坍塌事故的发生，必须坚持安全检查的制度化、经常化，在检查中，要突出对重点人物、重点部位的控制，及时纠正人的违章行为，及时消除物的不安全状态，做到心中有数，万无一失。

要严格工程设计管理，抓住严格工程设计管理这一重要环节，严格执行建筑工程设计应当符合按照国家规定制定的建筑安全规程和技术规范，保证工程的安全性能的规定，严禁无证设计，严禁超越设计，严禁擅自改变设计方案，严禁边设计边施工，严禁无设计施工，保证设计的安全可靠性。

要重视劳务队伍的管理，必须严格执行建筑法"禁止承包单位将工程分包给不具备相应资质条件的单位。禁止分包单位再将其承包的工程再分包"的规定。要坚持择优选择劳务队伍。

要加大安全施工的投入，建设一支高素质的安全管理队伍。搞好安全施工，防止坍塌事故，对安全管理队伍提出了新的更高的要求，要实现纠正违章、消除隐患、预防事故的目标。

当遇到雷雨等恶劣天气时，停止作业。夜间作业要有充分照明。

6. 建筑坍塌事故有预兆吗

建筑坍塌事故常常有预兆：

地面突然下陷、空鼓或裂缝突然加大。承重柱、梁、板或墙体出现严重裂缝，并持续发展。承重柱、梁、板或墙体产生过大的变形，木构件或连接部位严重腐朽或已被白蚁蛀蚀。墙体或天花板突然大面积脱落。房屋突然发出异常的声音，如"噼啪"声、"喳喳"声、爆裂声等。

7. 现场应急处置应该怎么做

坍塌事故现场救护时应注意：

当施工现场的监控人员发现土方或建筑物有裂纹或发出异常声音时，应立即报告给应急救援领导小组组长，并立即下令停止作业，并组织施工人员快速撤离到安全地点。在进行现场救护前，应对现场进行评估，如若有再次发生坍塌危险时，应先进行支护或采取其他加固措施。

当土方或建筑物发生坍塌后，造成人员被埋、被压的情况下，应急救援领导小组全员上岗，除应立即逐级报告给主管部门之外，应保护好现场，在确认不会再次发生同类事故的前提下，立即组织人员进行抢救受伤人员。

当少部分土方坍塌时，现场抢救组专业救护人员要用铁锹进行撮土挖掘，并注意不要伤及被埋人员；当建筑物整体倒塌时，造成特大事故时，由市应急救援领导小组统一领导和指挥，各有关部门协调作战，保证抢险工作有条不紊地进行。要采用吊车、挖掘机进行抢救，现场要有指挥并监护，防止机械伤及被埋或被压人员。

土方或建筑物如果在大火中燃烧了一定时间后，其结构强度将急剧下降。因此，在这种状况下进行人员营救，应听从指挥的安排。经过专家评估并采取一定措施后才能进入土方或建筑物进行人员抢救。

提高应急救护人员的安全意识和自我保护能力,不冒险蛮干。

备齐必要的应急救援物资,如车辆、吊车、担架、止血带、送风仪器等。

8. 坍塌现场如何逃生自救

建筑坍塌事故时,自救尤为重要:

当发现有坍塌滑坡迹象时,要立即停止作业,选择安全宽阔的地方躲避和逃生。如果是在狭窄的基槽内,要向两头有安全防护或上下通道的位置逃生;在深大基坑内,应向基坑中部宽阔地或坑内的制高点避险。

在脚手架上作业,如脚手架发出响声或有明显的摇晃等,作业人员要立即停止作业,撤离脚手架,躲避在安全处,避免脚手架坍塌造成伤害。

在进行大型混凝土构件浇筑施工中,要随时检查模板支撑系统的稳固度,如发现立杆弯曲、支撑杆变形、支撑系统发出响声等情况时,要立即停止作业,人员撤离危险区,避免混凝土及支撑系统整体坍塌时造成伤害。要非常小心移动身体,以防更大的残骸砸到自己身上,这时候,冷静尤为重要。要护住口鼻以防粉尘污染。

如果身边刚好有水管、煤气管道或其他金属残骸,那么,敲响这些管道,救援人员会更容易发现你。假如被困地与地面接近,等到救援人员通过时大声呼救。

如果发生坍塌切勿慌张逃生,应先分析好当前形势,以防在慌乱中受伤。即使暂时被困,也要冷静下来,保存体力,等待救援。

在自救过程中,有时即使身体未受重伤,也还有被烟尘呛闷窒息的危险。因此,要用毛巾、衣服或手捂住口鼻,设法将手与脚挣脱开来,并利用双手和可以活动的其他部位清除压在身上的各种物体。用砖块、木头等支撑住可能塌落的物体,尽量将"安全空间"扩大些,保持足够的空气呼吸。若环境和体力许可,应尽量设法逃出困境。

当无力脱险自救时,切勿大声喊叫,以保存体力,待听到有人来时再呼救。一定要记住,如果被困,一定要意志坚定,相信自己可以得救。

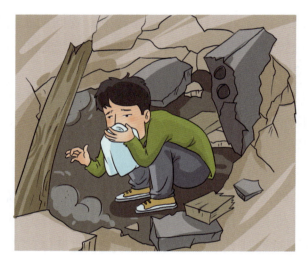

图 2-3　捂住口鼻

9. 逃生的诀窍还有哪些

逃生的其他诀窍:大多数情况下,建筑物倒塌时,躲在像桌子、汽车等物体下面的人们会被压死。如果发生坍塌,你应该调整自己的身躯,自然弯曲成胎儿的姿势,这是一种自然的求生本能。这样,你可以在一个更小的空间中生存下来。体积大的物体不容易被压垮,因此它的周围会留下较大的空隙,靠近这些物体。木制的建筑物是最安全的。木头有弹性,木制的建筑物倒塌会产生大的生存空间,而且它们的密度低,倒塌重量也就小。砖制建筑物倒塌时会散落成零碎的砖块，这往往会造成很多伤害，但是却不会像混凝土建筑那样压碎人的身体。

如果坍塌发生时你正躺在床上，只要滚到床下就可以了，因为床的周围会存在安全的生存空间；若坍塌发生时，你无法从门或窗户中逃脱，那么在靠近沙发或大椅子的地方躺下并将身体弯曲成胎儿的姿势。

大多数情况下，建筑物倒塌时，躲在门下面的人们都会遇难。为什么呢？如果你站在门的下面，当门的旁柱向前或向后倒下时，你会被落下的屋顶压倒；如果旁柱向侧面倒下的话，你会被砍伤，无论哪种方式，都会必死无疑。

千万不要靠近楼梯。楼梯有不同的频率（它们悬挂在建筑物主体）。楼梯和建筑物的主体互相碰撞，直到楼梯倒塌。走到楼梯上的人会被掉落的楼梯阶严重砍伤。即使建筑物不倒塌，也不要靠近楼梯，因为它们是建筑物中最易毁坏的部分。可能的话，要尽量靠近建筑物的外墙或外墙的外面。待在建筑物的外面比在里面要好。你在屋里距离建筑物的外围越远，你逃脱路线被堵住的可能性就越大。

当位于高层的公路倒塌时，下面的汽车中的人们会被压到。旧金山地震的遇难者都是在汽车中被压死的。那些死去的人，本可以存活下来，如果他们能够从汽车中出来，坐在或躺在靠近他们汽车的地方。除了被柱子直接砸在上面的汽车外，其他的汽车周围都有3英尺（约0.9米）高的生存空间。

当在报社或者是其他存在很多纸张的办公室中爬行时，纸是不会被按压变形的。所以在纸堆周围存在很大的生存空间。在倒塌的建筑物中，你可以利用纸堆来保护自己不被压。

10. 坍塌事故后对他人急救应该注意什么

救出伤员后，被按压的伤肢避免剧烈活动，对能行走的伤员要限制活动，受伤肢体不应该抬高，也不应该热敷和按摩；根据情况，如有伤肢需要固定者不要用石膏管或者夹板捆绑，一般稍加固定限制活动即可。肢体严禁用加压包扎或者止血带；伤员口渴可给予碱性饮料（如苏打水），防止酸中毒，防止肌红蛋白和酸性尿液作用在肾小管中沉积；对伤肢的进一步处理交由医生处理；对心跳呼吸停止者，实施心肺复苏。

坍塌事故极易引发群死群伤，是生产生活中目前最大的敌人。因此，除必须引起足够的重视之外，更应该的是加入有限空间安全知识的培训，提高作业人员在有限空间作业的安全意识和安全技能，提高各级管理者对有限空间的管控力度。

第六节 建筑行业其他类型的意外伤害

一、车辆伤害

1. 什么是车辆伤害

车辆伤害指企业机动车辆在行驶中引起的人体坠落和物体倒塌、下落、按压造成的伤亡事故，如机动车辆在行驶中的挤、压、撞车或倾覆等事故，在行驶中上下车、搭乘矿车或放飞车所引起的事故，以及车辆运输挂钩、跑车事故等。罐车司机华某在罐车罐体仍在旋转的情况下爬到罐口清除罐口内残余的混凝土，不慎将头部绞入罐口内当场死亡。为了便于施工现场内土方倒运，分包单位临时租用一台50铲车倒运土方。铲车司机常某（无证上岗）在铲起一车土方倒运至槽边时，由于操作失误，致使铲车突然向基槽窜出，掉入槽内。铲车驾驶室严重变形，将常某卡在驾驶室内，待调来汽车吊将铲车从槽内吊出，经医护人员全力抢救无效死亡。

2. 车辆伤害事故的原因是什么

不遵守交通规则，争道抢行，超速行驶；不遵守厂内机动车辆管理制度，无证驾驶车辆；车辆安全行驶制度不落实，车况不良，车辆带"病"行驶；驾驶员遵章守纪的自我约束力差，行车中精神不集中；因风、雪、雨、雾等自然环境的变化，造成刹车制动时摩擦系数下降，制动距离变长，或产生横滑；道路条件差，视线不良，指挥人员站位错误。

3. 车辆伤害事故的预防措施有哪些

必须严格遵守交通规则，严格执行《工业企业厂内运输安全规程》，不争道抢行，不违章超车；厂内机动车辆，必须由厂交通安全管理部门核发号牌和行驶证，车辆必须按厂内车辆交通监理部门规定的时间接受检验，仅是限于厂内行驶。逾期未经检验的车辆，不能行驶。同时须办理厂内机动车辆驾驶证，没有厂内机动车辆驾驶证，任何人不准私自驾驶厂内机动车辆；驾驶员应及时掌握天气、道路与车辆状况，集中精力安全行驶；行人看见机动车辆或听到鸣笛声响，必须及时避让，不准明知车辆驶过来而不避让，也不准为了躲避尘土（刮风天）、泥水（雨后），突然从路的一侧跑到另一侧；各进料口上料人员，必须站在安全位置上指挥车辆上料，机动车辆没有停稳前，不准靠近车辆。冬季生产时，必须与机动车辆保持一定的安全距离，不准离车辆过近，防止路滑导致意外事故发生。

4. 发生车辆伤害的应急处置措施有哪些

如果有车辆压住伤者，应立即小心移开车辆，或用千斤顶顶起车辆，将伤者小心移出。再根据伤者的具体情况进行医疗救治。如果发现车辆有漏油，疏散无关人员，禁止点火源，并根据下列情况，立即采取堵漏措施：

油管折断时，可找一根与油管直径适应的胶皮或塑料管套接。如套接不够紧密，两端再用铁丝捆紧，防止漏油；油管破裂时，可将破裂处擦干净，涂上肥皂，用布条或胶布缠绕在油管破裂处，并用铁丝捆紧，然后再涂上一层肥皂；油管接头漏油时，可用棉纱缠绕于油管接头，再将油管螺母与油管接头拧紧；还可将泡泡糖或麦芽糖嚼成糊状，涂在油管螺母座口，待其干凝后起密封作用；漏油漏水时，可根据砂眼大小，选用相应规格的保险丝，用手锤轻轻将其砸入砂眼内，便可消除漏油、漏水现象。

5. 对人员的抢救方法

不要轻易移动受伤者，保持其呼吸道通畅。有出血时，应有效止血，包扎伤口。如果发生骨折，用双手稳定及承托受伤部位，限制骨折处活动并设置软垫，用绷带、夹板或替代品妥善固定伤肢。

发生断指（肢）应立即止血，应马上用止血带扎紧受伤的手或脚，或用手指压迫受伤的部位止血。伤口用无菌纱布或清洁棉布包扎，将断指（肢）也要用无菌纱布包扎，有条件的与冰块一起放入干净胶袋，并立即送医院进行手术。若伤者出现呼吸或心脏停搏，应进行心肺复苏急救。

6. 注意事项

若受伤者伤势严重，不要轻易移动伤者。去除伤员身上的用具和口袋中的硬物，注意不要让伤者再受到按压。如上肢受伤将其固定于躯干，如下肢受伤将其固定于另一健肢。应垫高伤肢，消除肿胀。如上肢已扭曲，可用牵引法将上肢沿骨骼轴心拉直，但若拉伸时引起伤者剧痛或皮肤变白，应立即停止。如果伤口中已有脏物，不要用水冲洗，不要使用药物，也不要试图将裸露在伤口外的断骨复位，应在伤口上覆盖灭菌纱布，然后进行适度的包扎、固定。

若发现窒息者,应及时解除其呼吸道梗阻和呼吸功能障碍,应立即解开伤员衣领,清除伤员口鼻、咽喉部的异物、血块、分泌物、呕吐物等。

二、起重伤害

1. 什么是起重伤害

起重伤害指从事起重作业时引起的机械伤害事故。包括各种起重作业(包括吊运、安装、检修、试验)中引起的机械伤害,如坠落、夹挤、物体打击、起重机倾翻、触电等事故,但不包括检修时制动失灵引起的伤害,上下驾驶室时引起的坠落式跌倒。

2. 发生起重伤害的原因

由于司机操作不当,运行中机构速度变化过快,使吊物(具)产生较大惯性,吊物(具)旋转方式不当,也没有采取必要的安全防护措施;由于吊运作业现场管理不善,致使吊物(具)突然倾倒伤人。

3. 起重伤害事故的形式有哪些

重物坠落:吊具或吊装容器损坏、物件捆绑不牢、挂钩不当、电磁吸盘突然失电、起升机构的零件故障(特别是制动器失灵、钢丝绳断裂)等都会引发重物坠落。处于高位置的物体具有势能,当坠落时,势能迅速转化为动能,上吨重的吊载意外坠落,或起重机的金属结构件破坏、坠落,都可能造成严重后果。

起重机失稳倾翻:起重机失稳有两种类型:一是由于操作不当(例如超载、臂架变幅或旋转过快等)、支腿未找平或地基沉陷等原因使倾翻力矩增大,导致起重机倾翻;二是由于坡度或风载荷作用,使起重机沿路面或轨道滑动,导致脱轨翻倒。

挤压：起重机轨道两侧缺乏良好的安全通道或与建筑结构之间缺少足够的安全距离，使运行或回转的金属结构机体对人员造成夹挤伤害；运行机构的操作失误或制动器失灵引起溜车，造成碾压伤害等。

高处跌落：人员在离地面大于 2 米的高度进行起重机的安装、拆卸、检查、维修或操作等作业时，从高处跌落造成的伤害。

4. 发生起重伤害事故的原因有哪些

人的不安全行为：吊装人员违反起重吊装"十不吊"原则；作业人员穿越或进入吊装区域；物的不安全状态；起重机械超负荷或带病工作；吊装辅助机具存在缺陷；吊装区域没有设置警示范围。

5. 发生起重伤害事故的预防措施有哪些

起重作业人员须经有资格的培训单位培训并考试合格，才能持证上岗。起重机械必须设有安全装置，如起重量限制器、行程限制器、过卷扬限制器、电气防护性接零装置、端部止挡、缓冲器、链锁装置、夹轨钳、信号装置等。严格检验和修理起重机机件，如钢丝绳、链条、吊钩、吊环和滚筒等，报废的应立即更换。建立健全维护保养、定期检验、交接班制度和安全操作规程。起重机运行时，禁止任何人上下，也不能在运行中检修。上下吊车要走专用梯子。起重机的悬臂能够伸到的区域不得站人，电磁起重机的工作范围内不得有人。吊运物品时，不得从有人的区域上空经过；吊装区域要拉设好安全警示线；吊物上不准站人；不能对吊挂着的物品进行加工。起吊的物品不能在空中长时间停留，特殊情况下应采取安全保护措施。起重机驾驶人员接班时，应对制动器、吊钩、钢丝绳和安全装置进行检查，发现异常时，应在操作前将故障排除。开车前必须先打铃或报警。操作中接近人时，也应给予持续铃声或报警。按指挥信号操作。对紧急停车信号，不论任何人发出都应立即执行。确认起重机上无人时，才能闭合主电源进行操作。工作中突然断电，应将所有控制器手柄扳回零位；重新工作前，应检查起重机是否工作正常。轨道上露天作业的起重机，在工作结束时，应将起重机锚定；当风力大于6级时，一般应停止工作，并将起重机锚定；对于在沿海工作的起重机，当风力大于7级时，应停止工作，并将起重机锚定好。当司机维护保养时，应切断主电源，并挂上标志牌或加锁。如有未消除的故障，应通知接班的司机。

三、灼烫伤

1. 什么是灼烫伤

灼烫伤，指强酸、强碱溅到身体引起的灼伤，或因火焰引起的烧伤，高温物体引起的烫伤，放射线引起的皮肤损伤等事故。包括烧伤、烫伤、化学灼伤、放射性皮肤损伤等伤害。不包括电烧伤以及火灾事故引起的烧伤。

2. 灼烫事故发生的原因有哪些

生产中的高温介质或者设备产生的高热。生产和使用的各种高温物料（水、汽、烟气、高温介质等），因设备、管网、阀门等承压部件泄漏，隔热保温不好时，会发生烫伤事故，这类事故发生次数较多，由于事发突然，作业人员来不及防备，所以往往后果较为严重。

化学物质释放的化学能。在生产过程中，化学药品使用或者管理不当，人体接触到这些化学物质时，可引起灼伤。在化验室化验过程中，化学灼伤也是经常出现的安全事故，皮肤或者眼睛内溅入浓酸、浓碱等化学药品和其他刺激性的物质可对皮肤和眼睛造成灼

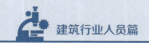
建筑行业人员篇

伤。光能、放射能等对人体造成的灼伤。如在检维修过程中，使用电气焊，眼睛被电焊弧光灼伤等。

3. 灼烫事故的预防措施有哪些

加强设备管理。分析所发生的灼烫事故，由于设备故障，导致介质泄漏对人造成灼伤占有很大的比例，加强设备管理，减少泄漏的发生，是避免灼烫事故的重要预防措施。企业应对设备的设计、制造、采购和施工安装全过程实施严格的质量保证措施，确保产品生产的全过程设备质量处于受控状态。另外，日常的检查和维护也同样重要，企业要建立设备使用保养责任制，制定安全操作规程，以确保设备的安全正常运行。经验表明，员工巡检是及时发现问题和事故苗头的最重要的手段，企业应该在职工日常巡检方面予以足够的重视。

容器检修前，确保系统内所存的介质已放尽、压力到零；检修高温设备时，应待设备冷却后再作业；必须抢修时，应戴手套和穿专用防护服。

作业时注意站位，要避开介质可能喷泻的方向，如冲洗液位计时，应站在液位计的侧面，松解法兰时，不准正对法兰站立，防止残余介质喷出伤人，锅炉点火期间或燃烧不稳时，不得站在看火门、检查门或燃烧器检查孔正对面，以防火焰喷出伤人，开启锅炉看火门或检查门时，应缓慢小心，工作人员站在门后，并看好向两旁躲避的退路。

作业人员必须熟悉操作规程、安全注意事项，了解所接触化学物品的物理和化学特性，了解化学物品与人体接触可能造成的灼伤和灼伤后的处理方法。

4. 发生灼烫事故时的处理措施有哪些

热水（汽）烫伤，人体被热水（汽）烫伤后，应用冷却水或冰水进行冷却，轻度烫伤需要冷却几分钟，严重烫伤需要冷却30分钟。有衣服部位烫伤时，应直接往衣服上浇水冷却，冷却后剪开或脱去衣服。当充分冷却伤处后，应用消毒纱布盖住患部，并接受治疗。在医生诊断前，不准涂抹药膏，以免感染。为防止患部留有瘢痕，不要挑破水疱，应按医生要求治疗。

火烧伤急救，人体被火烧伤时，应采取就地打滚的方法熄灭身上的火焰。不得仓促奔跑，以免火借风势越燃越旺。对烫伤部位用自来水冲洗或浸泡，在可以耐受的前提下，水温越低越好。一方面，可以迅速降温，减少烫伤面积，减少热力向组织深层传导，减轻烫伤深度；另一方面，可以清洁创面，减轻疼痛。不要给烫伤创面涂有颜色的药物如红汞、紫药水，以免影响对烫伤深度的观察和判断，也不要将牙膏、油膏等油性物质涂于烧伤创面，以减少创面感染的机会，减少就医时处理的难度。如果出现水疱，要注意保留，不要将疱皮撕去，避免感染。

化学灼伤的急救，对化学性皮肤烧伤，应立即移离现场，迅速脱去受污染的衣裤、鞋袜等，并用大量流动的清水冲洗创面20～30分钟（强烈的化学品要更长），以稀释有毒物质，防止继续损伤和通过伤口吸收。新鲜创面上不要涂抹油膏或红药水、紫药水，不要用脏布包裹。

对化学性眼灼伤，一定要迅速用流动的清水进行冲洗，冲洗时将眼皮掰开，把裹在眼皮内的化学品彻底冲洗干净。现场若无冲洗设备，可在洁净水中，掰开眼皮，让眼球来回转动进行洗涤。若电石、生石灰颗粒溅入眼内，应当先用蘸液状石蜡或植物油的棉签去除颗粒后，再用清水冲洗。

第七节 火灾

1. 什么是火灾

火灾指造成人身伤亡的企业火灾事故。不适用于非企业原因造成的火灾，比如，居民火灾蔓延到企业。此类事故属于消防部门统计的事故。

2. 发生火灾事故的原因有哪些

（1）建筑工地临时建筑物的布局不够合理

建筑物比较密集且耐火等级较低。因为建筑工地场地的局限性，人员数量大，现场的仓库、职工宿舍、休息区以及办公室等紧挨着，这类建筑都是临时性的，因而耐火性能很差；一些宿舍与仓库或危险品库房靠近，甚至一些临时建筑物仅仅用三合板隔开；一些员工宿舍仅仅有一个出口，若出现火灾，势必会导致严重后果。

可燃、易燃性的危险品多，火灾蔓延迅速。一些施工单位雇用的是外来的民工，由于吃住都在工地导致现场使用的很多物品都可燃，这样就大大增加了建筑公司的火灾荷载，同时由于施工需要，现场使用的很多安全防护物如脚手架等都是木质的，而装修现场中使用的大量装修材料都是可燃性的，而油漆又是易燃易爆的物品，如发生火灾必将带来不可预估的后果。

建筑工地的消防条件较差。某些建筑工地由于缺乏必要的消防器材，同时一些易燃物也常常堆放在消防车道上，又是会在明火作业区堆放易燃易爆物品，这些都埋下了很大的安全隐患。

一些施工单位在未经消防部门审批的情况下就擅自施工，一些施工单位虽然经过了审批但是在未经过允许的情况下随意对局部的平面设计进行改变，还有些单位在装修过程中遮住消防设施，降低出口的净宽以及数量，埋下安全隐患。

（2）施工现场职工的消防安全意识不足

一些施工单位负责人缺乏必要的消防安全知识，消防安全基本素质不足，不了解必要的消防职责。在进行建筑工地检查时，施工负责人通常认为这都是建设单位要做的，与自己无关，不应该归消防部门管，同时也不想加大投入去购置必要的器材。由于施工中所使用的员工多数都是未经过严格消防安全培训的临时性民工，他们消防意识淡薄，不了解基本知识。不会用基本仪器、不会报警。遇事易慌乱，很难把消防安全管理工作做到实处。

（3）建筑公司消防安全管理不到位

虽然现在的很多施工现场有着健全的施工安全制度但是并没有真正落到实处，有些施工现场甚至没有消防安全制度，管理就无从谈起，施工负责人往往只重视工程的施工进度而忽视消防安全的管理，其具体表现如下：①电量使用量大，线路的铺设不规范。②施工单位对烟头等点火源的管理工作不够重视。③对易燃易爆化学品的管理不严格。④对意外火灾问题不够重视。

（4）发生火灾事故时的应急措施有哪些

施工现场万一发生火灾事故，火灾发现人应立即示警和通知项目现场负责人，并立即使用施工现场配备的消防器材扑灭初起之火，项目现场负责人接到报警后，要立即组织项目义务消防队进行灭火，并安排人员疏散，转移贵重财物到安全地方，拨打"119"电话报警、接警，同时通知公司领导和保卫部。

在灭火时要根据燃烧物质、燃烧特点、火场的具体情况，正确使用消防器材。

具体包括：施工现场发生火灾，绝大多数都是由于烧焊作业或遗留火种引燃竹木等固体而引起的，对于这类火灾，可用冷却灭火方法，将水或泡沫灭火剂或干粉灭火剂（ABC型）直接喷射在燃烧着的物体上，使燃烧物的温度降低至燃点以下或与空气隔绝，使燃烧中断，达到灭火的效果。

如遇电气设备火灾，应立即关闭电源，用窒息灭火法，用不导电的灭火剂，如二氧化碳灭火器、干粉灭火器（ABC型或BC型均可，下同）等，直接喷射在燃烧着的电气设备上，阻止与空气接触，中断燃烧，达到灭火的效果。

如遇油类火灾，同样可用窒息灭火方法，用泡沫灭火器，二氧化碳灭火器，干粉灭火器等，直接喷射在燃烧着的物体上，阻止与空气接触，中断燃烧，达到灭火的效果。严禁用水扑救。

如焊渣引燃贵重仪器设备、档案、文档，可用窒息灭火方法，用二氧化碳等气体灭火器直接喷射在燃烧物上，或用毛毡、衣服、干麻袋等覆盖，中断燃烧，达到灭火的效果，严禁用水、泡沫灭火器，干粉灭火器等进行扑救。

扑救火灾爆炸事故，应遵循从上向下、从外向内，从上风处向下风处的原则。当事故现场火灾导致身体烧伤，即紧急把伤者隔离火源，并把火扑灭，轻度烧伤可即包扎处理，中、重度烧伤马上送医院治疗，并进行医学观察。

3．如何预防火灾

（1）在建筑工地现场严格对消防情况进行检查

消防管理部门应该加强对建筑工地的检查跟踪，对一些未审批开工的单位应该执行限期补办手续的方法，进而从根本上制止火灾隐患。此外，对于要进行扩建、新建、改建或者改变用途、内饰装修改变的工程在施工之前都要责令对应的建筑单位到消防部门进行相关手续的办理与审批工作。

（2）对建筑工地的消防布局要合理规划，降低火灾隐患

对于施工现场的平面布置状况，对作业区科学合理的布局，尤其是对于易燃、可燃堆料场、危险品库房以及明火施工区等应该设立明显的标志，同时应该注意把危险品的布置地点放在风向的侧风向或下风向；尽量使用难燃性的建筑材料，降低建筑工地的火灾荷载，提升临时建筑的耐火性同时要留足充足的间距；保证建筑工地消防通道的畅通，不得在消防车道上堆积大量的建筑材料，也不能占据消防车道施工；在民工宿舍附近应该配置合适的消防器材，在大型的建筑施工现场配置足够的消防水池以及充足的消防通信以及报警装置。

（3）加强建筑工地的用火管理

危险场地使用明火时要进行严格审批，同时建立起对应的审批制度，乙炔瓶、氧气瓶不能混放，焊接时要派专人进行监护，在焊接之前应该对焊接的可行性进行分析并配备必要的消防器材，同时在焊接点附近布置必要的非燃材料板同时应该对其附近的物资进行清理，防止焊渣飞溅引起火灾；在员工休息区、危险品库房以及民工宿舍等区域设立明确的标志标明严禁吸烟的符号；加强建筑工地不同工段、工种之间的协调配合，禁止由于交叉作业导致的火灾隐患。

（4）加强施工现场的用电管理

施工单位应该安排一个培训合格的电工人员来完成电气设备的安装与维修工作，对电气设备以及电气线路运行状况进行及时的检查，检查的重点应该是线路的接头完好与否、保险装置是否健全、短路发热问题是否明显、是否出现线路绝缘损坏等现象，禁止私拉乱接电线；电气设备附近禁止堆放易燃易爆物品，特别是对于库房位置，要检查里面的电气设备是否能够满足防爆要求。

（5）加强对乙炔、氧气等易燃易爆物品的监督与管理

设置专用的仓库用于储存，同时应该设立专门的人员负责管理。

（6）加大对消防的宣传工作，实施严格的消防安全管理。

第八节 爆炸

1. 什么是瓦斯爆炸

瓦斯爆炸是指可燃性气体瓦斯、煤尘与空气混合形成了达到燃烧极限的混合物，接触火源时，引起的化学性爆炸事故。

2. 什么是火药爆炸

火药爆炸指火药与炸药在生产、运输、贮藏的过程中发生的爆炸事故。

3. 什么是锅炉爆炸

锅炉爆炸指锅炉发生的物理性爆炸事故。

4. 什么是容器爆炸

容器（压力容器的简称）爆炸是指比较容易发生事故，且事故危害性较大的承受压力载荷的密闭装置的爆炸。

5. 其他爆炸

凡不属于上述爆炸的事故均列为其他爆炸事故。

6. 发生爆炸事故的原因有哪些

现场的设施不符合消防安全的要求，如仓库防火性能低，库内照明不足，通风不良，易燃易爆材料混放；现场内在高压线下设置临时设施和堆放易燃材料；在易燃易爆材料堆放处实施动火作业；缺少防火、防爆安全装置和设施，如消防、疏散、急救设施不全，或设置不当等；在高处实施电焊、气割作业时，对作业的周围和下方缺少防护遮挡；雷击、地震、大风、洪水等天灾，雷暴区季节性施工避雷设施失效等。

7. 发生爆炸事故时的应急措施有哪些

出现爆炸事件时应立刻报警，并及时报告应急领导小组和公司相关主管领导，快速组织应急分队进行抢救。报警时要详细叙述爆炸地点，是否有人员伤亡，是否引起爆燃或火灾等情况。

在公安、消防、医务部门到达现场前，应急准备小组应组织分队人员对爆炸场地进行警戒保护，组织其他人撤离，以防二次爆炸。

爆炸现场附近的易燃、易爆物品应迅速搬运至远离现场的安全地点。

组织救助伤员或将其及时送往附近医院。

对现场的水、电、燃气设施采取保护措施，以减少爆炸带来的破坏和对环境的污染。

8. 如何预防爆炸事故的发生

易燃、易爆及化学危险品必须设单独库房存放，专用场地，配备必要的灭火器具，派专人负责看守。油漆、油料库外要设防火标识，库房内部、外部分别放置不少于5个灭火器，库内物品之间要分隔码放，通道要保持至少2米的安全距离。易燃、易爆品在运输、装卸时，应轻拿轻放，防止撞击、拖拉和倾倒，对碰撞或相互接触易引起燃烧和爆炸，具有化学分解性质的物品，不得违反装配设置和混合装运存放，以防爆炸。

建筑工地施工现场内的临时用电系统必须按《施工现场临时用电规范》设置，漏电保护系统要灵敏有效，应做接地的必须做好接地处理，并由专业电工每天进行维护检查。

氧气瓶、乙炔瓶在使用前，必须到项目部安全组开具动火证，动火现场要根据用火面积配备足够的灭火器具，指派专人负责看火，看火人必须认真负责，不得做与看火无关的事。氧气瓶严禁沾

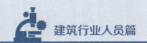

染油脂,不得暴晒、倒置使用,双瓶工作间距不应小于5米,与明火间距要大于10米。

施工现场内的电焊工必须持证上岗,施焊前必须到安全组开具动火证,严禁违章作业,以防由于操作不当,引发火灾爆炸事故。由安全员负责检验其特种作业证书,要定期、不定期进行检查。

施工现场进行防水作业时,严禁使用液化气罐,施工区要保护良好通风,汽油要远离明火,并要有防护措施。材料要码放整齐,定点存放,并配备相应的灭火器材,由施工队制订安全施工方案。防水作业人员必须持特种作业岗位证书作业,严格按安全技术交底和相关安全技术规范要求施工作业。

第九节 中毒和窒息

1. 什么是中毒和窒息

中毒是指人接触有毒物质,如误食有毒食物或呼吸有毒气体引起的人体急性中毒事故;在废弃的坑道、暗井、涵洞、地下管道等不通风的地方工作,因为氧气缺乏,有时会发生突然晕倒,甚至死亡的事故称为窒息。两种现象合为一体,称为中毒和窒息事故。不适用于病理变化导致的中毒和窒息的事故,也不适用于慢性中毒的职业病导致的死亡。

2015年8月12日,桂林市玉东新区某项目在进行污水管道检查井清理作业时,发生中毒窒息事故,导致3人死亡。其原因是井孔长期封闭,氧气已严重不足,违反下孔操作规程、未送风及做活

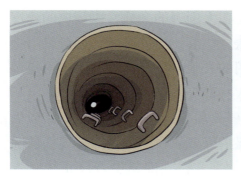
图 2-4 地下管道

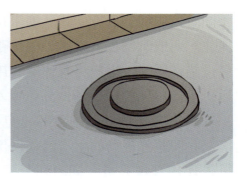
图 2-5 地下管道

体试验。以及未对进场工人进行安全教育和技术交底。

2. 发生中毒或窒息的原因有哪些

在生产作业过程中,有的施工现场涉及煤气作业区,有的施工现场使用丙烷、氧气、乙炔等气体,有的施工现场存在有限空间作业,由于长时间焊接、气割作业可导致一氧化碳浓度过高引起人员一氧化碳中毒和窒息;烤炬、割炬接口处、气带漏气或作业后开关未关,长时间在有限空间进行涂装作业等,有限空间内氧气浓度过低,人员再次进入有限空间内易造成缺氧窒息或有毒气体中毒。因此,在有限空间内焊接、气割、打磨或涂装作业时,由于通风不良,有毒气体泄漏,粉尘、油漆在有限空间内聚集,极易导致作业人员发生昏倒、急性中毒和窒息等伤害。

事故征兆及条件:作业空间相对封闭、气体阀门损坏漏气、操作失误、气体泄漏后无报警装置、有相关气体气味、人员头晕等中毒迹象。

3. 发生中毒或窒息事故时,如何处理

在可能或确已发生有毒气体泄漏的作业场所,当突然出现头晕、头疼、恶心、无力等症状时,必须想到有发生中毒的可能性,此刻应憋住气,迅速逆风跑出危险区。如遇风向与火源、毒源方向相同时，应往侧面方向跑；如果是在无围栏的高处，以最快的速度抓住东西或趴倒在上风侧，尽量避免坠落；如有可能，尽快启用报警设施，同时，迅速将身边能利用的衣服、毛巾、口罩等用水浸湿后，捂住口鼻脱离现场，以免吸入有毒气体。

当施工现场发生中毒和窒息事故后，现场的人员不要惊慌失措，立即暂停现场的生产活动，保护好事故现场，立即将现场情况报告现场管理人员，同时切断毒物来源，立即使患者停止接触毒物，对中毒地点进行送风输氧处理，同时报告现场主管速派有经验的救护人员佩戴防毒器具进入事故地点将患者移至空气流通处，使其呼吸新鲜空气和氧气，并对患者进行紧急抢救；对负伤人员做必要的处理，处理后速送医院救护。

抢救伤者时对遇呼吸、心搏骤停者，应立即进行人工呼吸，胸外心脏按压，但患者呼出的气，急救者应尽量转过头去，避免毒气吸入。处于休克状态的伤员要让其安静、保暖、平卧、少动，并将下肢抬高 20 度左右，尽快送医院进行抢救治疗。

4．如何预防发生中毒或窒息

对从事有中毒和窒息风险的作业人员，必须进行防毒急救安全知识教育，其内容应包括所从事作业的安全知识、有毒有害气体的危害性、紧急情况下的处理和救护方法等。在有中毒和窒息危险的岗位，要制订应急救援预案，配备相应的防护器具。有限空间作业时要按照危险作业流程进行审批，经有关部门批准后方可作业。作业前，认真检查各类设备设施（使用防爆工具），确保安全可靠。作业过程，要做好强制通风，保证足够的新鲜空气。进入有限空间动火作业时，要在外面点火后再进入作业，作业完毕后要移出气带、烤、割具和焊枪。从事有中毒和窒息风险的作业人员要佩戴防毒面具等个体防护用品。有限空间内至少要有 2 人同时作业，要按时轮换，每人连续作业时间不得超过 40 分钟。要安排专人负责有限空间作业的监护，随时与作业人员保持联系，做好有效的安全、报警、撤离等双向信息交流。进行有限空间作业的场地要设立明显的安全警示标志，作业现场要进行封闭管理。场地内严禁存放易燃易爆物品，严禁焊接和涂装交叉作业，严禁烟火并配备消防器材。进入有限空间作业，必须对作业环境的氧含量、可燃气体含量、有毒气体含量进行分析，作业过程要每2小时对有限空间内空气进行检测，发现异常立即停止作业。

第三章
建筑行业人员职业健康安全防护用品

一、建筑工地施工现场安全防护口诀

　　守安全，护健康。
　　为自己，为家人。
　　进工地，遵规则。
　　安全帽，佩戴好。
　　防护服，穿戴齐。
　　保护头，护好眼。
　　防噪声，挡粉尘。

二、头部防护——正确佩戴安全帽

　　安全帽是最常使用的个人防护用品，但也是最容易不受重视的，不正确佩戴安全帽，甚至不佩戴安全帽的现象在工地上随时可见，给个人安全健康埋下很大的隐患。品质可靠的安全帽能够减缓巨力冲击，从而保护使用者头部，每位进入工作现场的工人都应当按规定佩戴安全帽。

　　安全帽的佩戴很简单：戴上安全帽并转正，帽舌朝向正前方。旋转后箍调节按钮，使后箍紧贴头部。调节下颌带右侧调节器，使下颌带系牢在下颌。

不过即使佩戴很简单，但是还是有很多人没有做到正确佩戴安全帽。佩戴安全帽还应该注意以下事项，并避免错误佩戴：检查安全帽状态是否完好，是否在保质期内；头顶与帽体内顶部保持一定距离；安全帽的系带可以调节帽体内缓冲衬垫的松紧，人的头顶和帽体内顶部的空间垂直距离，至少要大于32毫米为佳，这样才能保证当安全帽遭受到物体冲击的时候，帽体有足够的缓冲空间从而避免直接冲击到头部，且在佩戴时也有利于帽体和头部间的通风。下颌带未系牢，松紧度不合适。下颌带是将安全帽固定在脑袋上的主要配件，下颌带未系牢就有可能被大风吹掉，或者是被其他障碍物碰掉，或者由于在倒悬、倾斜、受撞击的时候安全帽脱落。

不要为透气随便再行开孔，有些安全帽为了通风、佩戴舒适需要，在帽体顶部还开了小孔进行通风。但是为了避免使帽体的强度降低，严禁为透气而在帽体上自行开孔。

受过重击的安全帽均应报废，安全帽在使用过程中，会逐渐老化甚至出现损坏，因此安全帽需要进行定期检查，查看有无磨损、裂痕、龟裂和凹槽等情况，如果发现异常现象不准再继续使用，立即更换。而任何受过重击的安全帽，不论有无损坏现象，均应作报废处理，不得继续佩戴。有些安全帽内无缓冲层，只有下颌带与帽壳连接，此类安全帽严禁在工地施工时使用。

室内作业也要佩戴安全帽，安全帽不仅可以防碰撞，还能起到绝缘作用，在室内作业，特别是带电作业时，也应该戴好安全帽。无安全帽一律不准进入施工现场。

注重清洁与保护，要注意安全帽的清洁与维护，平日使用要保持整洁，不要任意涂刷油漆，不能接触火源，不准当凳子坐。女生头发未收入帽内，这一问题十分常见，很多女生佩戴安全帽都只是"浮于头部"，既未戴牢也未束发，稍微碰撞安全帽就掉了。

总而言之，安全帽是性价比最高、功能最实用、使用最简单的防护用品，如果连安全帽都戴不好，又何谈安全。

1. 安全帽到底有什么作用

很多工人不愿意佩戴安全帽，或者戴安全帽时不愿意系帽带，这是现场最常见最多的习惯性违章，安全帽到底有什么用？几乎每个在工地作业的员工每天都要佩戴安全帽，安全帽虽小，但其作用却不容忽视。

首先安全帽是一种标志，可以通过不同颜色的安全帽，区分不同身份的工作人员。一般来说：生产工人佩戴黄色安全帽，技术工人、特种作业人员佩戴蓝色安全帽，而红色安全帽一般是安全员佩戴，佩戴白色安全帽一般是管理人员。

其次安全帽也代表了形象和责任。进去工地前佩戴好安全帽后，即提醒每位员工："要注意安全生产""安全为我、我要安全""每天高高兴兴上班去，平平安安把家回""不要冒险、不要蛮干"。

再次，安全帽颜色鲜艳、醒目，能够让其他人在阴天或雨天、雾天等视野受限的天气中注意到你，以避免安全事故。其中黄色和白色的安全帽醒目程度最高，黑色和深蓝色则最差。

最后，也是最重要的一点，安全帽是工地作业工人个人重要和简单有效的安全防护用品。在工地作业现场中，万一出现高空坠物，安全帽可以承受和分散落物的冲击力，并保护或减轻由于高处坠落或头部先着地面的撞击伤害，关键时刻可以挽救一个人的生命。

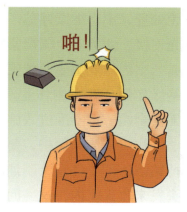

图 3-1 安全帽的作用

2. 安全帽有以下六大防护作用

（1）防止突然飞来物体对头部的打击；

（2）防止从 2～3 米以上高处坠落时头部受伤害；

（3）防止头部遭电击；

（4）防止化学和高温液体从头顶浇下时头部受伤；

（5）防止头发被卷进机器里；

（6）防止头部暴露在粉尘中。

3. 安全帽为什么能够保护头部安全，我们来看看它的结构

安全帽的安全与它的内部结构密不可分。

帽壳：安全帽的主要部件，一般采用椭圆形或半球形薄壳结构。因为安全帽材料的刚性性能，能够吸收和分散坠落物体的冲击力，且帽壳外表呈圆形曲面，容易使坠落物滑走，在坠落物的冲击力下会使得帽壳产生一定的压力变形，而减少冲击的时间，达到保护头部的作用。根据安全帽外壳的外形，可制成顶筋、光顶、有沿和无沿等多种形式。

顶戴：使安全帽保持在头上一个确定的位置。

缓冲垫：可以保持帽壳的浮动，使得坠落物的冲击力分散。

下颌带：辅助保持安全帽的状态和位置。

吸汗带：吸汗。

安全帽内部隐藏的这套复杂内衬，可以像啄木鸟头骨一样为使用者头部提供缓冲层。当重物砸击而下，力度首先会沿着安全帽半圆形表面分散到各处，剩余力度经过内衬缓冲之后也被极大削弱，自然无法给头部造成严重伤害。

4. 安全帽的撞击试验

劳动防护用品生产企业必须要取得生产许可证，才能进行安全帽的生产。我国目前有 100 多家企业获得许可证，这些厂家必须按国家标准进行安全帽的生产，而且出厂的安全帽上市前必须由质检

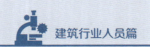 建筑行业人员篇

部门进行检验,符合标准要求后才能颁发产品合格证。因此在购买时,必须购买具有生产许可证书和产品合格证的安全帽。

根据 GB 2811—2007,质量合格的安全帽在高温、低温及浸水三种情况下,用 5 千克钢锤自 1 米高度落下进行冲击试验,头模所受冲击力的最大值均不应超过 4 900 牛顿,即使 1 千克质量的物体获得 1 米 / 秒的加速度所需的力;用 3 千克钢锥自 1 米高度落下进行试验,钢锥不应与头模接触,且帽壳都不得有碎片脱落。

一些工地会进行安全帽撞击试验,来检验工人当天佩戴的安全帽是否有问题。

三、头部防护——眼的防护

眼睛是心灵之窗,眼睛是我们感知外界事物、看见美好世界的重要器官,我们要好好保护它。然而,眼睛同时也是很脆弱的很容易受到伤害的部位,在日常工作和生活中要多注意一下我们眼睛的疾病。据统计,在美国,每年有超过 70 万人因工受伤,每天眼部工伤超过 2 000 例,其中 10%~20% 导致失明,由此导致的经济损失超过 3 亿美元,因此,在进行对眼睛有伤害风险的作业时,一定要做好职业安全防护,安全护眼。实际上 90% 以上的伤害是可以预防的,眼睛伤害发生的原因,多与人们缺乏安全防护意识、劳动安全保护措施不力、技术操作不熟练以及劳累过度、注意力不集中等有关。因此,眼伤重在"防",一线作业人员人人都要提高自我安全防护意识,在辛勤的工作当中,一定要佩戴好防护用具,保护好自身安全、用眼安全。一旦眼睛受伤,要及时正确处理,不管症状是否严重,都应紧急就医,避免延误病情。

那么,在建筑行业中,对眼睛的伤害主要有哪些?

在工作场所,眼睛可能受到的伤害主要分为两种。一种是工

中的有毒有害因素直接损害眼睛，造成工伤和职业病；另一种跟工作时间、工作姿势有关，对眼睛的伤害较难察觉，但给工人们的生活、工作带来很大不便。

1. 直接伤害

职业性损伤又叫作非机械性的损伤，法律规定的职业性眼病有三种：化学性眼部灼伤、电光性眼炎，以及职业病白内障（含放射性白内障、三硝基甲苯白内障）。

化学性眼部灼伤主要是由于工作中眼部直接接触碱性、酸性或其他化学物的气体、液体或固体所导致的眼组织的腐蚀破坏性损害，主要表现在眼周围的色素沉积。因此，工作中接触到这些化学品的工人要小心，使用时最好佩戴护目镜保护眼睛；尽量避免人手、近距离操作。

电光性眼炎也称紫外线眼伤，常发生于焊接，以及使用弧光、水银灯、紫外灯的作业，其中又以电焊工最多见，其他观看的工人也可能受到伤害。电光性眼炎主要是因为没有在电焊工作过程中做好防护措施，导致在眼睛接触紫外线照射的半天内，眼睛的角膜受到严重的损伤，一般会伴随着流泪、眼睛疼痛、害怕光线、眼睛难以睁开等。就像很多粒沙子没有一点点防备地进入了患者的眼睛，视线非常模糊。

职业病白内障则是由职业性化学、物料等有害因素引起的、以眼晶状体混浊为主的疾病。常见类型是：中毒性白内障（长期接触三硝基甲苯、萘、铊、二硝基酚等引起）；非电离辐射性白内障（长期接触微波、红外线和紫外线引起）；电离辐射性白内障（接触放射、

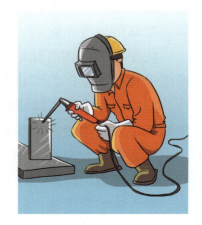

图 3-2　防护面罩

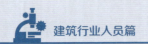 建筑行业人员篇

电击引起）。

2. 机械性伤害

机械性伤害指外物（如碎屑、火花等）对眼睛造成的直接伤害。机械性眼外伤包括顿挫伤、穿通伤、异物伤；有人回顾性分析近年来就诊于医院的建筑工人眼外伤原因及影响视力的因素，发现机械性外伤占全部受伤患者的 87.9%；其中穿通伤占 21.5%；顿挫伤占 18.7%；眼球内异物伤占 20.6%。机械性因素是建筑工人眼外伤的主要原因；眼外伤后及时进行必要的救治对于视力恢复有重要意义。

3. 非直接伤害

非直接伤害指长时间的、"静悄悄"的伤害，其中最普遍的、令工人受害最多的就是近视。比如长时间近距离盯住小零件紧张操作，用眼强度大的操作等，也是造成近视的主要原因。

4. 在建筑工地上对眼睛伤害的因素有哪些

冲击物：主要产生于打磨、研磨、刮除、切、削、铲、凿、刨、吹扫等操作，使用机械作业产生的冲击物的冲击能量一般高于手工作业。

热：包括热辐射、高温金属飞溅和热火花。比如机械打磨、电焊、金属熔融等作业。

化学物：危害有化学物飞溅、蒸气及刺激。主要产生于电镀、喷漆等化学物操作的作业中。

粉尘：产生于固体物料的粉碎、倾倒、搬运等过程中。是大多数建筑工人日常经常碰到的。

光辐射：包括眩光和各种强度的有害光。主要存在于室外作业，各种类型的焊接，及处理熔融金属等各种作业中。光的强度越强，对人体的危害越大。

典型的眼睛伤害：焊接作业人员及焊接辅助作业人员在焊接作

业中会接触多种眼部职业危害因素。焊接作业常见的眼部职业危害因素主要有以下几类：

紫外线，电焊弧所产生的紫外线辐射是致眼紫外线伤最多、最直接的原因；强可见光；红外线，电焊时电焊弧光能产生大量的红外线；金属飞溅物，电焊烟尘，焊接、打磨、气割过程中会产生大量的焊烟及金属碎屑；熔融金属热球；电离辐射等。

焊接作业可能会导致的眼部损害。紫外线可导致电光性眼炎、白内障；强可见光可导致短暂失明、视网膜灼伤、畏光；红外线可导致视网膜和角膜灼伤、白内障；金属飞溅物可导致眼部挫伤、穿刺伤等；熔融金属热可导致眼部灼伤；其他眼部损害等。

真正的电焊工人是很少发生这种情况的，因为他们都受过岗位培训教育，知道怎样防护。多半是一些帮助工作的助手，旁观者，特别是小孩子看热闹时，最容易发生这种伤害。当电焊工人在工作时，在没有防护的情况下，千万别为了看热闹，引起眼睛的损害。这是非常不值的。

5. 安全防护眼镜有哪些

种类很多，有防尘眼镜、防冲击眼镜、防化学眼镜和防光辐射眼镜等多种。安全防护眼镜是一种起特殊作用的眼镜，使用的场合不同需求的眼镜也不同。如医院用的手术眼镜，电焊的时候用的焊接眼镜，激光雕刻中用的激光防护眼镜，等等。防护眼镜在工业生产中又称做劳保眼镜，分为安全防护眼镜和防护面罩两大类，作用主要是防护眼睛和面部免受紫外线、红外线和微波等电磁波的辐射，粉尘、烟尘、金属和砂石碎屑以及化学溶液溅射的损伤。

防固体碎屑的防护眼镜：主要用于防御金属或砂石碎屑等对眼睛的机械损伤。眼镜片和眼镜架应结构坚固，抗打击。框架周围装有遮边，其上应有通风孔。防护镜片可选用钢化玻璃、胶质粘合玻璃或铜丝网防护镜。

防化学溶液的防护眼镜：主要用于防御有刺激或腐蚀性的溶液对眼睛的化学损伤。可选用普通平光镜片，镜框应有遮盖，以防溶液溅入。通常用于实验室、医院等场所，一般医用眼镜即可通用。

防辐射的防护眼镜：用于防御过强的紫外线等辐射线对眼睛的危害。镜片采用能反射或吸收辐射线，但能透过一定可见光的特殊玻璃制成。镜片镀有光亮的铬、镍、汞或银等金属薄膜，可以反射辐射线；蓝色镜片吸收红外线，黄绿镜片同时吸收紫外线和红外线，无色含铅镜片吸收 X 射线和 γ 射线。比如常见的电焊眼镜，对镜片的透光率要求相对很低，所以镜片颜色多以墨色为主；激光防护眼镜，顾名思义，就是能防止激光对眼睛的辐射，所以对镜片要求很高，比如对光源的选择、衰减率、光反应时间、光密度、透光效果等，不同波长（纳米）的激光就需要用不同波段的镜片。

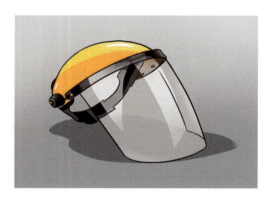

图 3-3　防护眼罩

6. 在什么场合下要使用防护眼镜

安全防护眼镜是一种起特殊作用的眼镜，使用的场合不同需求的眼镜也不同。如医院用的手术眼镜、电焊时候用的焊接眼镜、激光雕刻中的激光防护眼镜等。

从事电焊、气焊、吹玻璃的作业工人应戴防弧光辐射眼镜。但是，防弧光辐射眼镜的镜片颜色有深有浅，这是根据不同要求设计的，选择时应根据作业时弧光的强弱而恰当选择。弧光强、颜色要深；反之，应选浅色镜片。如果弧光强戴浅色防护镜，则部分红外线会透过镜片刺激和损伤眼睛，长期下去会患职业性白内障；反之弧光弱而长期戴深色安全防护眼镜，则会使视力大幅度下降。

因此，每一个需戴防护镜作业的工人，都应了解自己作业环境的有害因素，佩戴合适的安全防护眼镜，不可乱戴一通。

防尘眼镜在尘埃较多的环境下使用，一般镜片牢度要求不高，不管眼罩式还是平镜式，都采用一般平光玻璃镜片制作。而防冲击眼镜是用于防飞射出来的小颗粒击穿眼镜，其镜片要求耐冲击，如车工、磨砂工、打石工都应戴防冲击眼镜，如果这些工人戴一般防尘眼镜，那么铁砂与碎石飞击眼镜时被击碎，眼睛就会受到更大损害。防化学眼镜的镜片耐酸碱，耐腐蚀，这是其他眼镜所不具备的。

7. 注意事项

护目镜要选用经产品检验机构检验合格的产品；护目镜的宽窄和大小要适合使用者的脸型；镜片磨损粗糙、镜架损坏，会影响操作人员的视力，应及时调换；护目镜要专人使用，防止传染眼病；焊接护目镜的滤光片和保护片要按规定作业需要选用和更换；防止重摔重压，防止坚硬的物体摩擦镜片和面罩。

四、头部防护——耳朵的防护

耳朵是人体的重要器官，它除了掌管听觉外，也兼具保持身体平衡的功能。包括耳廓、外耳道、中耳、内耳等几个重要的组成部分，若是耳的任何一部分受损，后果可能严重，甚至会造成失聪，所以我们要好好保护耳朵。

在建筑工地中，各种作业对耳朵的伤害也常常存在，但且更加"隐蔽"和被大家所忽略。对耳朵的伤害，有机械性的伤害，如直接对耳廓、外耳道的伤害或者异物堵塞等，更多的伤害，则来自建筑噪声。噪声污染、水污染、空气污染和垃圾污染被联合国人类与环境协会列为必须加以控制的四大城市公害。而噪声污染却往往因为"看不见"而在生活中被忽视，促使其成为建筑工人耳朵的"隐形杀手"。

1. 什么是噪声污染

噪声是指发声体做无规则振动时发出的声音。通常所说的噪声污染是指人为造成的。从生理学观点来看，凡是干扰人们休息、学习和工作以及对你所要听的声音产生干扰的声音，即不需要的声音，统称为噪声。当噪声对人及周围环境造成不良影响时，就形成噪声污染。

2. 建筑的噪声污染的主要来源

建筑施工噪声指在建筑工地施工过程中，由于大量使用各种不同性能的动力机械，使原来比较安静的环境成为噪声污染严重的场所。建筑施工过程中会产生很大的噪声，例如在基础工程中，有土方爆破、挖掘沟道、平整和清理场地、打夯、打桩等作业；在主体工程中，有立钢骨架或钢筋混凝土骨架，吊装构件，搅拌和浇捣混凝土等作业；在施工现场，有自始至终频繁进行的材料和构件的运输活动；此外，还有各种敲打、撞击、旧建筑的倒塌、人的呼喊等。因此，噪声源是多种多样的，而且经常变换。

3. 噪声污染对人体的危害

噪声是一种环境污染，它被认为是仅次于大气污染和水污染的第三大公害。有人把噪声比做一种致死的慢性毒素。人类进入工业时代，噪声就逐渐增多，充斥在人们生活周围，尤其在城市和工业区里，使人感到不舒服，强烈的噪声还会损害人的身体，甚至导致死亡。

噪声对人体最直接的危害是听力损伤。人们在进入强噪声环境时，暴露一段时间，会感到双耳难受，甚至会出现头痛等感觉。有研究表明，当噪声超过 115 分贝时会导致耳聋；据统计，若长期在大于 80 分贝噪声环境中生活，50% 的人会出现耳聋。

使工作效率降低。有研究发现，超过 85 分贝的噪声就会使人感到心烦意乱，无法专心地工作，使得工作效率降低。

损害心血管。噪声也是心血管疾病的危险因素之一。噪声会导致心脏衰老加快，增加心肌梗死发病率。长期在高噪声环境下工作的人罹患高血压、动脉硬化和冠心病的可能性增加 2～3 倍。有研究证明，长期处在噪声环境可增加体内肾上腺素分泌，从而导致血压上升；在平均 70 分贝的噪声中长期生活的人，心肌梗死的发病率增加 30% 左右，而夜间噪声导致的发病率更高。

噪声还可以引起如神经系统功能紊乱，甚至出现精神障碍。长期在高噪声的环境中工作，可导致工人出现头晕、头痛、多梦、失眠、全身乏力、记忆力减退，以及出现恐惧、易怒、自卑等情绪，甚至精神错乱。在日本就曾有因为火车噪声的刺激而导致精神错乱，最后自杀的例子。噪声还导致内分泌紊乱甚至事故率升高。

干扰休息和睡眠。人们经过一天的工作、学习，需要休息和睡眠以消除疲劳、恢复体力和维持健康。但若是在一个充满噪声的环境，会严重干扰人们的休息，使人难以入睡，久而久之，人们就容易患上神经衰弱症，出现失眠、耳鸣、疲劳等症状。

对女性生理功能的损害。女性若长期接触高噪声，还可能导致女性性功能紊乱，会出现月经不调，增加孕妇的流产率或早产率等。有人在北京、长春等7个地区进行一个为期3年的系统调查，结果发现女工长期在噪声环境中噪声性耳聋发生率增加，且女工的月经和生育也可能受到不良的影响，可能导致孕妇流产、早产，甚至可致畸胎。

噪声对视力的损害。噪声除了损害听力以外，还会影响视力。长时间处于噪声环境中的人很容易发生眼睛疲劳、眼花、眼痛和视物模糊等眼睛受损的现象。噪声还会使色觉、视野发生异常。

消化系统的影响。噪声还会引起胃肠系统的分泌和蠕动功能改变，引起代谢的改变，出现维生素、碳水化合物、脂肪、蛋白质和无机盐类的代谢失衡，造成胃液分泌减少以及胃肠蠕动减弱等，使人出现食欲下降、恶心呕吐等症状。

4. 预防噪声污染危害

采取综合措施，减少建筑工地现场噪声的产生。比如：改进高噪声施工机械，研制降低噪声的设备；如液压打桩机，在距离15米处实测噪声级仅为50分贝，空气动力机械在安装消声器和弹性支座后，也能有效地降低噪声。改进或改变高噪声的施工方法。如采用噪声比较小的振动打桩法和钻孔灌桩法等。限制高噪声机械的使用和调整高噪声施工的时间，把噪声大的作业尽量安排在白天，加装临时的隔声围护结构或吸声的隔声屏障、隔声罩等。

工人和耳朵的噪声防护。如果没有办法减少声源噪声和切断噪声的传播途径，或采取相关防噪措施后仍不能达到预期效果时，就需要对工人或耳朵采取防护措施。佩戴护耳器是保护工人耳朵的简单有效的方法。护耳器是指保护人的听觉免受强烈噪声损伤的个人防护用品，常见的护耳器有隔音耳塞、耳罩或头盔等，如长期职业性噪声暴露的工人可以戴护耳器以隔离噪声。

噪声环境下，人体消耗微量元素、维生素（B族维生素、维生素E、维生素C）会增加，必需氨基酸，以及一些蛋白的消耗也增加，而且消化功能也会被损害，吸收功能变差，因此有必要及时补充这些营养素。

5. 呼吸道的防护

长时间在有灰尘或有毒气体的环境中工作，如果不使用适当的防护产品，将对人体呼吸系统甚至其他器官造成损害，这通常是非常严重和无法修复的。呼吸保护的目的是防止缺氧和有害物质的危害。呼吸防护主要包括以下几个方面：①识别侵犯呼吸系统的物质，了解这些有害物质对人体的危害。②选择合适的呼吸防护设备，正确使用呼吸防护设备。

（1）危害呼吸系统的常见物质

灰尘：悬浮在空气中的微小固体颗粒。一般产生于机械破碎大块固体物料或输送粉状物料生产，如矿石破碎、金属研磨、清扫、物料切割、混粉等。

烟雾：悬浮在空气中的微小固体颗粒。通常，它是材料在高温下燃烧、气化并冷却后凝结的小颗粒。最常见的是焊接和铸造过程中产生的金属烟雾。

气雾：悬浮在空气中的微小液体颗粒。通常由液体喷涂或蒸汽冷凝产生，如喷漆过程中产生的漆雾。一些酸性液体也容易形成酸雾，如硫酸。许多雾也是挥发性的，会产生蒸汽。

微生物：空气中的各种细菌、霉菌、毒素、孢子等生物；这些微生物具有致病性。它们通常黏附在空气中的其他颗粒上并传播，并可通过呼吸道进入人体。

气体：常温常压下以气体形式存在的物质。例如，氯、一氧化碳、硫化氢、二氧化硫和氨，有些有明显的气味，有些有刺激性，

建筑行业人员篇

但有些无色无味。

（2）主要危害

职业性接触粉尘、烟雾和生物制剂可导致多种疾病。最常见的获得性职业性肺部疾病包括职业性哮喘、支气管炎、毛细支气管炎、过敏性肺炎、急性中毒性吸入综合征、尘肺和肿瘤。如果在急性或亚急性期停止接触，炎症反应是可逆的。在少数情况下，如果工人吸入尼龙植绒等有机颗粒，可能会发生间质性肺病。吸入有害气体和烟雾可导致急性损伤，如通透性增加的非心源性肺水肿、缩窄性细支气管炎或刺激性哮喘。

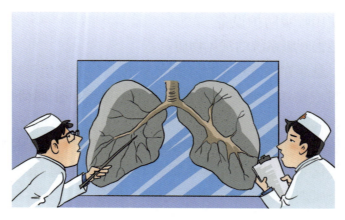

图 3-4　尘肺

（3）**呼吸防护用品的分类**

按功能主要分为防尘面罩和防毒面具（面罩），按形式可分为过滤式和隔离式。

过滤式：指通过滤棉、过滤盒等过滤介质过滤周围空气中的灰尘、气体等有害物质，为用户提供可呼吸的洁净空气。呼吸气体来自周围环境中的空气。例如：防护面罩、防毒面具、电动供气呼吸器（氧气含量低于正常空气时使用）。

隔离型：指呼吸不依赖于周围环境中的空气，呼吸空气来自工作环境以外的来源。例如：正压空气呼吸器和长管空气呼吸器。

市场上有许多呼吸保护装置。这些呼吸保护装置使用的保护技术可分为两类：一类配备自给式呼吸器（self-contained breathing apparatus，SCBA），另一类配备带储气罐的电动空气净化呼吸器（powered air-purifying respirator，PAPR）。

SCBA 适用于快速反应人员、消防员、工业工人和其他需要呼吸式空气设备的人员，这些人员处于对生命和健康有直接危险（IDLH）的环境中。这种"内置"式呼吸器不同于需要长管连接仪器以获得远程电源的呼吸器。电动空气净化呼吸器（PAPR）使用鼓风机提供稳定、冷却和净化的气流，通常佩戴在使用者的腰部。周围的空气被吸入呼吸器，经过多次过滤，然后通过呼吸管供应给使用者。电池供电的呼吸器非常适合长期使用，如污水、消毒或热环境中的焊接。PAPR 可用作戴面罩或头盔的全脸或半脸面罩。气管式呼吸器，又称供气式呼吸器（supplied-air respirator，SAR），通过高压软管与压缩空气源（如储气罐车或固定供气装置）相连。空气以足够的量连续或间歇地输送给配备此类装置的人员，以满足呼吸需要。

工业有毒原材料广泛用于生产和制造设施的厂区、维修区和库存区。根据危害指数，工业有毒原料也分为三个等级：高、中、低。工业有毒原料包括氨、一氧化碳、氯、氰化氢、羰基氯和矿物酸（如盐酸、硫酸和硝酸）。持续保护是指呼吸保护装置能够提供足够保护的时间长度。由于浓度、类型和环境条件的不同，持续保护的持续时间也不同，保护期因具体条件而异。

产品示例：防护面罩。

防护对象：颗粒物、粉尘、病毒、有机气体、酸性气体。

服务时间：服务时间一般为 8～40 小时。

用法：定义为一次性口罩，不能清洗。

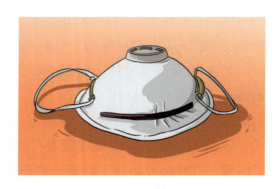

图 3-5　防护面罩

防毒面具（配备各种过滤箱）。

防护对象：颗粒物、粉尘、病毒、有机气体、酸性气体；无机气体、酮、氨、汞蒸气、二氧化硫等几十种气体。

使用时间：根据经验，过滤箱可使用 15～30 天。

使用方法：口罩可长期使用，需要定期更换配套的过滤盒。

注：防毒面具本身不具备防毒功能。防毒面具只有与相应的过滤盒、过滤棉等过滤产品配套使用，才能达到气体过滤效果。

（4）如何正确使用呼吸防护设备

使用经过过滤的个人呼吸防护用品时，应注意以下事项：过滤后的个人呼吸防护用品的使用寿命受空气中污染物的类型和浓度、使用者的呼吸频率、环境条件和滤芯规格的影响；过滤式个人呼吸防护用品仅用于无缺氧（即环境空气中氧含量不低于 18%）的工作环境和被低浓度毒物污染的环境。一般来说，它们不能用于保护密闭狭窄容器（如储罐）中的操作员；当操作人员感到呼吸阻力增加或空气中有污染物气味时，应及时更换滤芯；

过滤式个人呼吸防护设备应配备使用登记表，以帮助确定滤芯的更换时间。

（5）使用供气式个人呼吸防护用品

使用供气式个人呼吸防护设备时，注意：使用供气式个人呼吸防护设备时，确保气源不缺氧、不受污染；供气管应采用单独接头，供气管不得碾压；对于便携式个人呼吸防护用品，使用前应检查储气量和气密性，确保报警器正常工作，了解连续工作时间，确保操作人员的安全。

在缺氧环境中使用个人呼吸防护设备时，注意：在缺氧环境中工作时，操作人员应配备并使用隔离的呼吸保护装置，如空气呼吸器或软管面罩；当因缺氧而存在坠落风险时，操作人员应使用安全绳，并在适当位置安装必要的安全绳网和其他设备。

在异常温度环境下使用个人呼吸防护设备时，应注意：在高温环境中工作的工人应选择穿戴带冷却功能的供气式个人呼吸防护用品；在低温环境中工作的人员应选择个人呼吸防护用品，防护用品应具有全镜片覆盖和防雾或防冻功能。

总之，职业呼吸防护的基本原则如下：选择呼吸防护措施时，应按工艺防护、工程防护和个人防护的顺序进行选择。在生产工艺

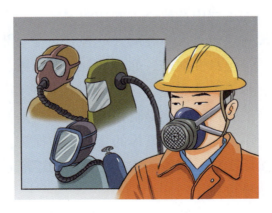

图 3-6　呼吸防护用品

允许的情况下，采用无害化工艺技术代替有害工艺技术，采用无毒或低毒材料代替有毒或剧毒材料，机械化，采用自动化、封闭式生产工艺，实现无害化生产，消除可吸入职业有害因素的产生。当无法实现无害化生产时，通过工程防护设计，如设计安装综合或局部通风、脱毒、降尘和净化设备，以将工作场所空气中有害物质的浓度降低到卫生标准规定的接触限值以下。当工程防护措施无法实施，或实施后无法达到要求的防护效果，且工作场所可吸入职业有害因素浓度高于国家职业健康限值时，工人应采取个人防护措施。雇主应配备符合国家或行业标准的呼吸保护装置，如防尘、防毒面具或面罩，以保护工人的健康。个别防护措施不能替代工艺改造措施和工程防护措施，只能作为补充防护措施或在紧急情况下使用。

6. 躯干防护

操作人员的身体防护是指对躯干、胸部、腹部、肩部和臀部的保护。在生产和劳动过程中，人们容易受到物理、化学、生物等外部因素的影响。躯干保护主要包括以下几个方面：识别在生产和劳动过程中造成躯干伤害的因素；选择合适的躯干防护设备并正确使用躯干防护设备。

在生产和劳动过程中造成躯干受伤的因素。

高温和强辐射热：对人体有两大危害。一是局部皮肤烧伤和局部组织烧伤；二是全身性损伤，如中暑、高温晕厥、惊厥等。

低温：对人体有三大危害。一是皮肤组织冻痛、冻伤或冻僵；二是低温金属与皮肤接触时会黏附在皮肤上；三是低温引起的热量损失过多引起的不适症状和对人体的全身生理损害。如呼吸和心率加速，颤抖，然后头痛；随着人体核心体温的逐渐减少，症状逐渐恶化，甚至可能导致死亡。

化学制剂：如酸碱溶液、农药、化肥等化学液体，通过皮肤进入人体或灼伤皮肤；或刺激皮肤产生过敏反应和毛囊炎；或引起全身中毒症状。

微波辐射：微波对人体的危害主要表现为外周血白细胞总数暂时减少；长期接触微波的人可能会出现玻璃体混浊甚至白内障；它可能对生殖、内分泌功能和免疫功能产生不利影响。

电离辐射：对人体的电离辐射损伤主要有两种类型。一是大剂量辐射引起的急性辐射损伤；二是长期低剂量辐射累积引起的慢性辐射损伤。症状基本相同。如白细胞和血小板减少；明显贫血；胃肠功能障碍；脱发；白内障；牙龈炎、晚期癌变、再生障碍性贫血和白细胞减少症更为常见。

静电危害：人体静电冲击的发生可能是带电体向人体放电，或带电体向接地体放电，导致电流流过人体产生电击。或造成指尖损伤等功能损害；或产生心理障碍和恐惧，导致二次事故。此外，皮炎和皮肤烧伤可能会发生于触电。

为了保障生命安全和维持正常的生产活动，有必要使用身体防护装置以适应不同的工作环境。行李箱防护装备是我们通常所说的防护服。防护服可分为两类：一般防护服和特殊防护服。一般防护服是各行业为防止常见伤害和污垢而穿戴的防护服。特殊防护服具有特定的防护功能，适合在特定环境下穿着。如阻燃防护服、防静电服、化学防护服、焊接防护服、耐油防水防护服、防水服、带电作业屏蔽服、X射线防护服、微波防护服、防尘工作服

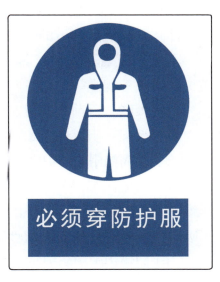

图3-7 示意图

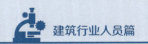

等。特种防护服的主要品种：

（1）阻燃防护服

适用范围：适用于明火、火花、熔融金属和易燃物质附近作业、有火灾危险的场所穿防护服。

分级：

A 类适用于在熔融金属附近作业时存在明火、火花、辐射热和对流热的场所。

B 类适用于有明火、火花、易燃物质和火灾危险的场所。

C 类适用于临时和非永久性使用者在有易燃物质和火灾风险的场所佩戴。

从材质的不同其阻燃效果也有所差异。

阻燃棉防护服：阻燃效果好，残余甲醛含量低，手感柔软。

阻燃合成纤维防护服：几乎所有的合成纤维都可以改性成阻燃纤维，主要包括阻燃粘胶、阻燃腈纶、阻燃聚酯、阻燃尼龙等。

丙烯酸阻燃黏胶纤维：具有良好的柔软性、透气性和吸湿性。对汽油化学品、酸和碱的飞溅也有良好的防腐效果。

阻燃丁氰氯丁纤维：具有手感柔软、重量轻、保湿性好、抗皱、耐腐蚀等优点。

阻燃聚酯：目前中国没有阻燃聚酯制成的防护服。

阻燃涤棉：阻燃性、耐洗性、透湿性和强度较好。

（2）耐高温阻燃防护服

由耐高温阻燃纤维制成的防护服。这种纤维不需要阻燃整理，纤维本身具有耐高温、阻燃的特性。然而，石棉纤维和玻璃纤维由于吸湿性差和对皮肤有刺激性而不再使用。

（3）阻燃铝膜棉防护服

所述防护服由能够通过使用氧化铝箔黏合复合方法、表面喷涂铝粉方法或薄膜真空镀铝的铝薄膜复合方法提高在织物表面反射和辐射热量的性能的织物制成。

（4）防酸工作服

根据面料的不同，耐酸服装可分为两类：气密型和透气型。根据耐酸程度由高到低，透气防酸服分为三级：一级、二级、三级，气密防酸服分为一级、二级。

（5）透气耐酸工作服

场所：在因意外接触造成轻微酸污染的工作场所，低浓度、酸性液体以气体的形式存在，可使用透气防酸服。产品分为两类：分体式和涂层式。

特点：透气性好，穿着舒适，柔软轻便，易清洗，但有渗透问题。因此，它仅用于防止酸雾和酸性气体的腐蚀。

如天然纤维织物，如粗花呢、柞蚕丝等。

粗羊毛酸碱工作服具有松纺、拉毛的特点，交错的孔隙增加了对酸溶液的吸附能力。

柞蚕丝酸碱工作服具有吸湿性高、耐水性强、透气性好的优点，但耐酸性差，易被强酸碱溶液分解破坏。

合成纤维织物，如尼龙、聚酯等。

用氯纤维制成的耐酸碱工作服耐酸碱性能好。在室温（21摄氏度）稀酸和稀碱中浸泡168小时后，强度几乎没有下降。耐磨性优于普通天然纤维，具有阻燃性，但耐热性差，吸湿率为零。

聚酯酸碱工作服具有耐酸、耐碱、抗氧化和对一般溶剂的稳定性。它们坚固耐用，易于洗涤和干燥，防皱美观，但遇明火会燃烧和熔化，吸湿性差。

（6）密封防酸工作服

场所：用于酸性污染严重的场所。密封防酸服是用橡胶布等耐酸材料缝制和黏合而成的。用于酸污染严重的场所，产品分为连体式、分体式、围裙式等。

特点：面料一般采用单面和双面涂胶面料（胶带）、聚乙烯塑料薄膜（主要用作围裙、衣袖等）。由于面料本身的特点，不能很好地完成人体与外界环境之间的温湿度交换，因此可以采用不影响服装结构防护性能的透气设计来弥补面料的不足。

（7）防静电工作服

为了防止静电积聚在服装上，工作服按照规定的款式和结构用防静电织物作为面料缝制。

抗静电织物很多，大致可分为以下三类：

织物树脂整理选用抗静电剂。这种方法现在只用于民用服装。

聚酯或尼龙聚合物内部应添加抗静电剂。清洗时不得使用碱性洗涤剂。适用于制作无尘服装和无菌服装。

在普通织物的经纱中以一定间隔嵌入导电长丝，是目前编织防静电织物的最佳导电纤维。

（8）焊接防护服

通过涂层或喷涂缝纫工艺制成的织物、皮革或织物制成的服装可防止焊接过程中熔化的金属、火花或高温灼伤人体。

（9）防油防水防护服

织物经氟聚合物浸轧整理和涂层处理，由该工艺织物制成。纤维表面能排斥和疏远油水液体介质，既不妨碍通风舒适，又能有效抵抗此类液体对内衣和人体的侵蚀。

（10）防水服

一种具有防渗水功能的工作服，包括劳动防护雨衣、水套、水工服等，主要用于保护从事淋水、泼水、排水、水产养殖、矿山、隧道等浸水作业的人员。

（11）辐射防护服

由铅橡胶、铅塑料和其他复合材料制成的防护服，适用于接触

X 射线的人员，以防止 X 射线伤害。

（12）带电作业防护服

由均匀分布的导电材料和纤维材料制成的衣服。

（13）高压静电防护服

该织物由导电材料和纺织纤维混纺交织而成，有效保护线路、变电站巡更和地电位操作人员免受交流高压电场的影响。

（14）防尘工作服

接触一般粉尘的工人，如铸造砂清理、抛光、研磨和除锈、除尘设备清洁、水泥包装和其他操作，应免除粉尘危害。防尘工作服产品包括砂光服、防尘防静电服。

（15）高能见度警告服

明亮的基底材料和反光材料经过专门设计和制造，可随时提高衣服的可见度和警觉度。

了解上述防护服的类型，如何正确使用？

在任何情况下，任何一件防护设备或防护服都不能起到绝对的保护作用。因此，防护服还应配合其他防护措施。例如，对人员接触化学物质的时间使用工程控制或行政限制是防止接触化学物质损害的优先方法。穿戴防护服本身也可能会给穿戴者带来危害，如热应力、生理和心理压力、妨碍视力、降低行动灵活性和妨碍交流。

防护服的穿戴者应充分了解所有防护服和其他辅助设备的特点和局限性。这对于穿戴密封防护服的人来说尤为重要，因为穿戴或使用不当可能导致佩戴者窒息。应鼓励穿戴者在使用防护服期间向管理层报告所有问题和困难。

在佩戴者使用防护用品之前，应提前计划工作所需的时间。以下因素会影响工作时间的长短，包括：空气供应，受佩戴者的工作速度、健康状况、体型和呼吸条件的影响；防护服被化学污染物渗透、腐蚀和渗透，包括防护服和呼吸装置排气阀的预期泄漏（综合保护系数）。

防护服的使用原则：使用任何防护服时，请仔细阅读产品说明书，并严格按照要求使用。所有使用者应知道如何使用防护服和其他配套的个人防护设备。使用前应检查防护服的完整性及其他配套个人防护用品的匹配情况，确认防护服及其他配套个人防护用品完好无损后方可使用。当化学防护服持续被化学物质污染时，必须在其规定的防护

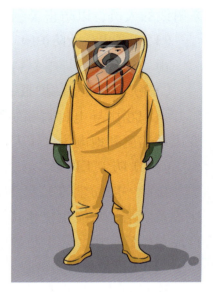

图 3-8　防护服装备

性能（标准传输时间）内更换。如果化学防护服在特定工作环境中迅速失效，应停止使用，并重新评估所选防护服的适用性。在使用防护服之前，确保其他必要的辅助系统（如供气设备、去污设备等）已准备就绪。

7. 四肢损伤防护

损伤是导致死亡和疾病负担最常见的疾病之一，也是造成 45 岁以下劳动群体死亡的主要原因。那么在各类损伤事件中，我们应该怎么进行防护，发生损伤事件后，我们应该怎么处理呢，今天我们就来说说四肢损伤事件的防护和处置。

（1）在身体的各类损伤事件中，什么部位的损伤最常见

在各类损伤事件中，四肢的损伤是最常见的病种之一。由于在身体各部位中，四肢是最容易接触到危险物品的，而且在危险事件发生后，我们的本能会使用四肢去抵挡危险物品或者危险事件的攻击，从而避免我们更加重要的部位和器官免受伤害，因此，我们的

四肢是最容易受到伤害的。

（2）四肢损伤中，可分为哪些类型的损伤

从致伤因素来说，可分为物理、化学、生物损伤。在我们国内，以物理性损伤最常见。物理损伤有尖锐物品扎伤、钝性物体砸伤、尖锐物体及钝性物体冲击、按压、摩擦以及高压气体冲击、冷损伤和热损伤等；化学损伤主要是日用或工业化学物品造成的损伤，比如浓硫酸、氨水、强力胶水等具有腐蚀性或者能够引起接触的组织变性的化工产品；生物性损伤包括昆虫等对人造成的损害。以上三种因素的损害可以同时发生或者在某种致伤因素发展到一定阶段时候，引起另外一种致伤因素的发生。比如生物学损伤可能包含了动物牙齿攻击的物理性的损伤，而牙齿中释放的毒素可能导致物理性损伤和化学性损伤的产生。

从损伤形态来说，可以分为擦伤、裂伤、刺伤等类型。其中表皮擦伤是最常见的损伤类型，其中各种钝挫伤易引起的血肿或者淤血。

（3）四肢损伤的预防

态度上重视：首先要在意识上重视对于伤害事件预防，在各项操作流程中制定安全预防措施，加强安全措施的培训，严格按照安全预防措施进行各项操作。

技术上重视：提高预防损伤的技术，比如在各项作业中穿戴具有更好保护功能的防护手套、鞋子等。

加强安全监督：确保安全制度和安全操作流程能够落实和执行到位，对于违反安全制度和流程的情况，给予严厉的惩戒措施。

（4）常见四肢损伤类型和处理方法

四肢擦伤是指因各种致病因素导致的四肢表皮的擦伤，受伤部位主要在皮肤层，一般伤势比较轻微，仅表现局部的疼痛和表面的少量渗血或淡黄色的渗出液，如果创面干净，一般在家治疗即可。对于小面积的伤口，可用刺激性较小的碘伏类产品，如安多福对伤口周围的皮肤进行消毒，或者涂用百多邦预防创面的感染。对于四肢的浅表伤口，如果衣物不会摩擦到创面，可以让创面敞开，不用包扎伤口，只需保持创面的干燥、清洁即可。在创面的愈合期，如果新鲜创面特别干燥，也可以适当对创面保湿，比如涂用凡士林。这种类型的伤口，一般不会留疤，但在短时间内可能会有色素沉重等情况，也有些伤口愈合后长期会有色素沉着。

目前，红药水（红汞）、紫药水（高锰酸钾溶液），由于各自的不良作用，基本已被淘汰。各种中草药湿敷的做法也存在极大风险，基本上不推荐。如果擦伤面积较大、伤口上沾上了无法自行清洗掉的沙粒、污物等异物，或受伤部位肿胀、疼痛剧烈、出血较多，或受伤位置靠近关节部位，关节功能受限，建议还是尽早就医。

皮肤裂伤：如果损伤较深，伤及皮肤全层及皮下软组织（脂肪组织、筋膜肌肉等），就会形成皮肤裂伤，创面会出血较多及疼痛，但这类伤口一般需要入院处理，尽早缝合伤口。在入院前可以用干净的纱布块或布料包扎伤口，保护伤口，也可以减少出血。

如有伤口污染严重，可能需要在清洁伤口后，择期缝合伤口。这类伤口由于失去了皮肤的屏障作用，细菌容易进入伤口繁殖，引起感染，因此，越早处理伤口，愈合越好。因此，尽量尽早入院就诊。皮肤裂伤容易形成瘢痕，特别是没有及时处理，出现感染的伤口。

四肢刺伤：如果四肢被钉子、针、玻璃、竹签等锐利物品刺伤，一般会有少量出血，如有刺伤伤及血管，出血会比较多，这类伤口亦要及时处理。对于较长的锐器刺入伤口，不宜自行拔除，因为如锐器伤及血管，拔除后可能会引起较多出血，甚至大出血。

对于刺伤伤口，因为伤口窄、深，污染物或者细菌不易被排出,所以容易引发感染。因此这类伤口在进行简单的冲洗后或异物固定后,应尽早就医,在医院对伤口进行冲洗和清创。还要视情况注射破伤风抗毒素、破伤风免疫球蛋白或者破伤风疫苗。

伤口持续出血:如果损伤伤及较大的血管,可能会导致持续性出血,如伤及动脉,还可能导致喷射样出血,对于一般的活动性出血,一般只需要用干净的纱布块或布料加压包扎伤口,即可达到止血的目的。对于伤及动脉的喷射样出血,如果加压包扎伤口不能及时止血,

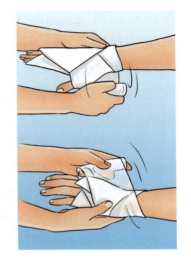

图 3-9　止血包扎

还需要使用止血带止血,在靠近心脏的一侧(近心端)使用止血带压迫动脉,进行止血。如果是手指外伤性出血,在加压包扎伤口后,可用手压迫手指两侧指动脉,在施压 5～15 分钟后,一般即可止血。对于出血较多的伤口,一般都需要及时入院治疗。

肿胀和瘀斑:肿胀和瘀斑多是外力作用下造成皮下毛细血管损伤、破裂,血液从毛细血管损伤处渗至皮下,所以在完整的皮肤上可以看到肿胀和瘀斑,瘀斑可刺激皮下丰富的神经引起明显的疼痛。应尽早用凉水或冰块冷敷消肿,不建议在肿胀期用具有活血功能的活络油和红花油,也不建议热敷。一般在 48 小时或 72 小时之后酌情使用具有活血功能的药物或者热敷,以促进肿胀和瘀斑消退。

被蜂蜇伤或虫咬伤:被蜂蜇伤或虫咬伤后一般表现为局部疼痛、红斑或皮疹。可用凉水或冰块冷敷,促进皮肤的血管收缩,减缓蜂或毒虫分泌的毒素扩散。一般来说,大部分蜂或虫咬伤不会引起的严重的不良反应,仅仅表现为局部症状,稍严

137

重的可能继发感染。但有少部分人被蜂蜇伤或虫咬伤后会引起严重的过敏反应，引起全身皮疹、呼吸困难和过敏性休克，如出现严重的过敏反应，需及时就医。另外，有少部分蜂和虫具有剧毒，也会引起严重的不良反应，这些情况都要第一时间就医。

四肢烧烫伤：烧烫伤一般是热力接触肢体后造成的损伤，一般分为三度四类。如有遇到四肢的烧烫伤，第一时间迅速脱离致伤因素，立即以流动的清水冲洗伤口15～30分钟以上，以快速降低皮肤表面热度。如果无法冲洗伤口，可用干净敷料或毛巾冷敷。如遇到衣物与创面粘连，不易去除，可在充分泡湿后，再小心除去衣物，必要时可以用剪刀剪开衣物，或暂时保留粘连部分，入院后再行处理。尽量避免将水疱弄破。如有皮肤脱落，可用干净的纱布块或者布料包扎后及时就医。

化学性损伤：对于化学性损伤，要及时去除化学药品，在确保安全的情况下，可用清水冲洗伤口，或者用干净的纱布块把污染的化学品蘸除，并及时就医。对于容易接触化学危险品的工作人员，要进行规范的岗前培训和急救技能学习。

（5）常见四肢损伤个人防护用品的使用

对于各类损害事件，最好的方法是做好事故的预防，加强作业区的安全管理和监督，强制要求进入作业区的人员做好个人防护，防患于未然，避免损伤事件的发生。对于四肢损害，最常见防护是穿戴合适材质和大小的手套和鞋子。根据预防不同的损伤类型，选择不同材质的手套和鞋子。

预防机械伤害的材质。

金属丝类材质：常见的有不锈钢丝和铬合金丝，主要用来制造抗割手套、鞋子，这类材质的抗割性能是防切割类损伤中最强的，且便于清洁，但质重，使用时不灵活、不方便。

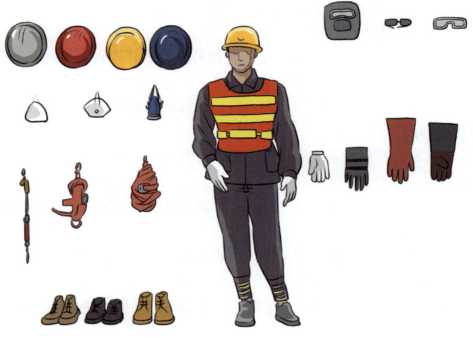

图 3-10　安全防护装备展示

合成纤维类抗割材质：常见的有 Kevlar、Spectra 合成纱等，是较好的合成纤维抗割材质，质轻、使用舒适，虽抗割能力不如金属丝类材质，但有些经过改进和处理的产品也能达到抗割产品标准的最高等级，因此也是一个不错的选择。

丁腈类材料：具有抗磨损和抗刺穿性能，是常见的抗磨损和抗刺材质，且使用灵活，穿戴舒适。

PVC 类材料：可以提供一定的抗磨损和防穿刺功能，如果是较厚的材质，还具有一定的抗割能力，但抗撕裂能力弱。

天然乳胶：具有极好的弹性，特别柔韧，有一定的抗磨损、抗撕裂和抗割性能。

各类皮革类产品：常见的为牛皮、猪皮、羊皮等天然类材质，通过各种鞣制处理，具有其自身独特的性能。但由于价格较贵，一般只用在对触感要求较高的行业。

抗高温的材质有以下几类。

Novoloid 类材质：是一种新型高科技合成纤维，具有抗火焰，耐高温等性能，可抗 1 100 摄氏度以下的高温，柔软舒适，而且可抵抗许多化学物质的侵蚀，耐水洗，经过反复洗涤一般不影响其抗高温性能。

Kevlar 类材质：是一种被广泛使用的芳香族类合成纤维，不仅可以抗高温伤害，也可以抗割。

镀铝材质：主要用于抗较高温度环境下的辐射热，在电焊类等工作环境应用较广。

动物皮革类：在干燥状态下，具有较好的抗低温性能。

普通棉质材料：常用于制作手套、袜子，具有适当防护高温和低温性能。但如果要满足防护要求，手套需要做得较厚，灵活性不够好。

抗电伤害的手套材质有天然乳胶：是电绝缘手套常用材质，为了确保安全，需经过特别的设计和严格的测试。天然乳胶可分为干胶和湿胶两种，湿胶制成的绝缘手套弹性较好，使用比较方便。另外，由于电绝缘手套自身的特点和带电作业的特殊性，在戴用此类手套时，一般要先戴上纯棉布手套，便于吸汗、防滑，再戴上乳胶手套，最后再戴上皮的防护手套，以防止被尖锐物体刺破绝缘手套，影响抗电伤害的性能。

防化手套的材质。由于化学品物质种类繁多，性质各异，在选择防化手套上需要根据需要预防的化学品种类进行选择。

天然乳胶：天然乳胶具有弹性好，使用灵活、舒适等特点，对于酸、碱溶液具有较好的防护作用。

丁腈：对油、脂类化学品，如石油化工产品、润滑剂和各种溶剂具有很好的防护性能。但对于会发生溶胀的某些溶剂可能会影响其物理性能，降低手套的防护功能。

聚氯乙烯：对酸碱类化学品，如酸、碱等水溶性化学物质具有防护作用。由于许多溶剂会使聚氯乙烯的增塑剂溶出，不仅会使溶剂污染，而且还会大大降低手套的屏障功能，因此，聚氯乙烯对于溶剂等有机物质缺乏保护性能。

氯丁橡胶：具有抗臭氧、紫外线和抗老化性功能，与天然橡胶的舒适度相近，对于润滑剂、石油化工类产品等具有很好的防护作用。

聚乙烯醇：对大多数有机溶剂具有很好的防护作用，但易溶于水，遇水后会降低其对有机溶剂的防护作用。

氯磺化聚乙烯：具有很好的抗高温和低温性能，同时具有耐磨、抗弯等特性，对常见碱类、油类、燃料和许多溶剂等大多数化学物质都具有防护性能。

氟橡胶：由于氟橡胶表面活化性能低，液滴不易停留在表面，可防止化学物渗透，对于含氯溶剂及芳香族烃类化工产品具有很好的防护效果。

丁基合成橡胶：是一种合成橡胶，对有机化合物、强酸、某些气体均具有很好的防护效果，但对油、脂类化工产品不具有防护作用。

抗振动护具一般为三层结构手套或鞋子，其中内层和外层为皮或柔软舒适的合成纤维合成，中间层为硅胶或其他高聚材料用于吸收振动的能量，避免振动引起的损害。对于防护物品的选择，需根据不同工种及不同危害程度进行选择，防护物品的选择合适与否，使用正确与否，都直接关系到四肢的安全。

在使用防护用品的过程中要注意根据不同工作场所进行选择。防护用品的尺寸要适当，如对于手套的选择，手套如果太紧，限制血液流通，容易造成疲劳，并且不舒适；如果太松，使用不方便，

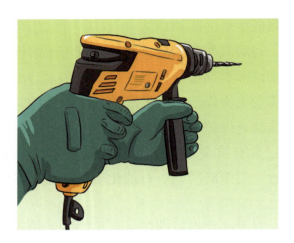

图 3-11　手持电钻

且容易脱落。所选用的防护用品需要具有足够的防护作用,根据工作的环境状况和需要防护的对象进行选择。该选用金属类抗割手套的环境,就不能选用合成纱的抗割手套。且为了保证其防护功能,就必须定期更换手套。如果超过使用期限,防护功能受损,就有可能造成损害。定期和随时对防护用品进行检查,检查有无破损,可以使用充气法对防化手套进行检查,判断其是否有破损。注意防护用品的使用场合,如果一套防护用品用在不同的场所,则可能会降低防护用品的使用寿命,加快防护用品的损耗,或者不能发挥保护功能。

使用过程中要注意使用安全,不要将污染的防护用品随意丢放,避免造成对他人的伤害。对于一次性的防护用品,用后需要放到指定区域,对于重复使用的被污染的防护用品,需要按照防护用品的使用说明,对防护用品进行洗消,暂时不用的防护用品要存放在安全的地方。穿脱防护用品需要注意正确的穿脱方法,防止没有完全保护到该保护的部位,以及在脱防护用品时,将防护用品上沾染的有害物接触到皮肤和干净的衣物上,造成二次污染。

最好不要与他人共用防护用品，因为防护用品内部是易滋生细菌和微生物的温床，如真菌引起的手癣、足癣，共用容易造成交叉感染。由于防护用品的成分多样，少部分人可能对某些成分过敏，需防止皮炎等皮肤病的发生。在穿戴防护用品后，不要忽略穿戴防护用品后出现的皮肤红斑或痛痒，出现症状时，需就医。

第四章

建筑行业人员自我健康维护

第一节 建筑工地施工现场及安全防护

一、建筑工地总平面布置要求

建筑业对我国国民经济增长具有重要的推动作用，一直以来都是我国国民经济中重点行业，能够有效改善人民生活，具有促进社会发展的作用，属于劳动密集型行业，并且建筑行业容纳了大量的就业人口。但长期以来，建筑业也是职业病伤害和意外伤亡事故频发的行业，由于各种原因导致的意外伤害和职业病伤害在每个城市、乡村每天都不停发生。这是因为建筑工程施工大多是露天作业，受到各种因素如自然条件、物资设备、人为因素等不安全因素影响多。建筑工程施工多为劳动密集型人工施工，施工过程中所需要的物料品种繁多，导致安全事故频发。为了保护建筑工人的安全和健康，防止安全意外事故的发生，建筑工地施工现场合理进行布置显得十分重要。

那么，从保护建筑工人自身及他人的身体安全和健康的角度看，施工现场总的平面布置要求有哪些呢？

首先，我们来谈谈，施工现场平面布置的总体原则。

总平面布置合理，独立布置办公区、生活区及施工区等区域，并采用围挡进行明确的区域划分。施工设施的布置需要符合安全防火、方便施工、劳动保护和环境保护的要求。

合理安排物料的顺序，能够满足原材料、半成品、周转材料堆放及钢筋加工需求；尽量减少场内以及场内二次搬运。现场运输组织合理，要明确规划车辆进出的线路；工人行走的路线与车辆行进的路线尽量避免重叠交叉。施工现场各种指示、标识完备，危险区域设立警示牌、拉警示线。现场布置有利于各子项目施工作业。结合拟采用的施工方案及施工顺序。

其次，我们来具体讨论施工现场总的平面布置要求有哪些。

布置内容：布置的内容主要包括建筑物主体，以及建筑所需要的其他设施及用房等，比如生活设施及用房、生产性用房、行政管理用房，施工用的机械设备固定位置、施工运输道路、库房等。

布置步骤：首先确定建筑主体的位置，之后要寻找合适的物料升降机的位置，其次分别为木工加工场地及钢筋加工场地等生产性用地，之后确定办公室、库房等位置，最后需要确定临时道路、临时设施以及临时水电等。施工场地与场地外应设置围护围挡，施工人员不得翻越或破坏围挡进入施工现场。封闭围挡高度要求：在市区主要路段的工地设置封闭围挡，高度最低不应小于2.5米，而一般路段的工地，封闭围挡的高度，应大于1.8米；围挡的设置要做到坚固、稳定、美观、整洁。

施工现场应该进行封闭式管理：施工现场应设置门卫值班室，要有门卫管理制度，并应配备门卫保安；施工现场进出口大门应设置门禁，施工人员进入施工现场应佩戴工作卡或其他身份证明的证件，并应对出入施工现场的人员进行身份检查，闲杂人员不得随意进出。靠近出入口处，搭设安全防护棚，作为防护水平通道。临时

建筑行业人员篇

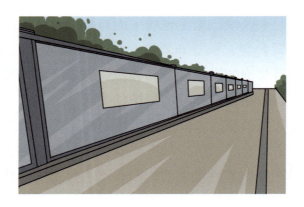

图 4-1　建筑工地围挡

建筑与架空明设的用电线路之间应保持安全距离。临时建筑不应布置在高压走廊范围内。

　　材料管理的要求。建筑材料、料具、构件应按总平面布局进行堆放；材料堆放要整齐，并要标明名称、规格等；施工现场的材料堆放要符合防雨、防火以及防锈蚀等要求；应采用管道或器具运输等方法，对建筑物内施工垃圾进行清运，严禁随意抛掷；对于易燃易爆物品，要制定相应的防火及严格管理使用及登记流程等，并应分门别类存放在专用库房内，任何使用人员应严格遵守防火措施及相关流程。

　　现场办公与生活区设置的要求。应清晰区分开办公区、生活区与施工作业、材料存放区，并应该设置必要的隔离围挡等；正在施工的工程，使用中的库房、伙房等，不允许兼做宿舍；办公用房、宿舍所使用的材料及布置，应符合防火的规范要求；宿舍要求通风、通气，应该设置可以打开的窗户；床铺层数不应大于 2 层，通道宽度应大于 0.9 米；宿舍内人均面积不应小于 2.5 平方米，且住宿人员不得超过 16 人；夏季宿舍内应配备降温防暑以及防蚊蝇措施；冬季宿舍内应配有采暖以及防一氧化碳中毒的措施；环境卫生清洁干净，生活用品要摆放整齐。

二、施工人员进入施工现场

施工前教育及考核：施工人员进入施工现场前，必须要进行施工安全、消防知识的教育和考核工作，对考核不合格的职工，禁止进入施工现场参加施工；酒后不准上班作业；进行特种作业的人员须有特种作业资格证才能上岗。

个人防护穿戴：进入现场前须正确戴好安全帽，并扣好帽带，正确佩戴好其他必需的个人劳护用品；进入施工现场不允许穿拖鞋、高跟鞋或者赤脚、赤膊；进行登高作业不允许穿硬底鞋；进行高空或在钢筋、钢结构上作业时，必须穿防滑鞋。

高空作业安全：进行高空作业时，必须系好安全带、扣好保险钩。进行高处作业时，不允许乱抛工具或材料等物件；从事高空作业的人员应定期进行体验。患有心脏病、高血压、癫痫、贫血及其他不适于高空作业疾病的人员，不得从事高空作业；井字架吊篮、料斗不准乘人；在高空以及施工现场作业，如配管放配线，设备安装及开通调试中，必须要严格执行安全技术规程，顺利进行作业严禁违章操作，造成不应发生的事故。

电动机械操作安全：开动电动机械设备前，应检查该设备是否具有安全有效的漏电保护装置和可靠保护接零；不懂电气和机械的人员，严禁使用和玩弄机电设备；电钻、电锤、电焊机等电动机具用电、配电箱必须要有漏电保护装置和良好的接地保护地线，所有电动机

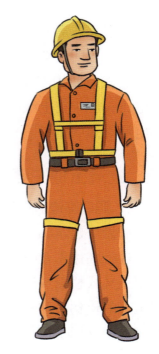

图 4-2　施工人员穿着示范

具和线缆必须定期检查，保证绝缘良好，使用电动机具时应穿绝缘鞋、戴绝缘手套；现场用电一定要注意用电安全，采取用电挂牌制度，要做到专人管理，杜绝违章作业，并应设置专用配电箱，严禁乱接乱拉；应建立相关机械设备、机具使用的"定人、定机"制度，而未经有关人员同意，非操作人员不得使用。

消防安全：施工现场易燃的材料多，施工过程中常常存在消防隐患，为防止火灾发生，必须注意消防安全。在整个施工过程中，必须严格执行国家、省市、各部委关于工程消防法规和有关条款；树立"消防安全，人人有责"的观念，做好消防工作，贯彻落实各级消防责任制；经常配齐、保养消防器材，做到会保养、会使用；避免施工工地生火，需要使用喷灯、电焊机以及必要生火作业时，要填写用火申请登记，并要有专人管理，备有消防器材等；进行焊接作业施焊时，要注意检查施焊下方有无易燃物，并做好防火措施，焊接完成后要检查，确认不存在物品着火后方可离开。

工地照明安全：进行夜间施工时，工地照明的灯光要求明亮充分；要注意使用安全电压进行工地施工照明，一般36伏以下为安全电压；应架空电线，竖起的钢筋上或其他金属构件上不能悬挂电灯电泡等照明设备。

三、建筑工地主要危险位置及防护措施

1. 洞口临边防护及相关要求

需做好建筑临边作业安全防护措施。一般来说，在高于2米的墙面进行临边作业时，就要求在临空的一侧安装防护栏杆，而且应采用工具式栏板或密目式安全立网进行封闭作业。在楼梯平台、分层施工的楼梯口和梯段边等地方，应设置防护栏，而且还应使用密目式安全立网来进行封闭作业。建筑物外围边沿处，各类垂直运输设备，如施工升降机、井架物料提升机和龙门架等，与建筑物搭建

的通道平台的两个侧边，必须安装防护栏杆和挡脚板等，并应使用密目式安全立网或工具式栏板进行封闭。在各类垂直运输的接料平台口的临边处，应安装最低1.8米高的楼层防护门，并应有防止朝外开门的装置；多笼井架物料提升机通道之间，应分别安装隔离设施。

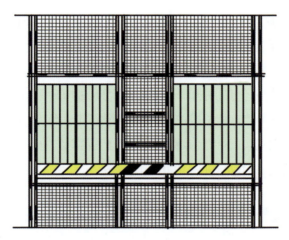

图4-3 安全防护图解

洞口作业也要注意安全防护，对于垂直洞口，当短边边长小于500毫米时，应采取封堵措施；当短边边长大于或等于500毫米时，应在临空一侧按照高于1.2米高度设防护栏杆，并设置挡脚板，使用密目式安全立网或工具式栏板进行封闭作业；对于非垂直洞口，当短边边长为25～500毫米时，应采用盖板覆盖；当短边边长为500～1500毫米时，应使用专用的盖板覆盖并固定；当短边长大于或等于1500毫米时，应在临空一侧按照高于1.2米高度设防护栏杆，并设置挡脚板，使用密目式安全立网或工具式栏板进行封闭作业。

对于电梯井口，也必须设置高度不低于1.5米的防护门，并应设置挡脚板；在井道内，每隔10米加设一道水平安全网；电梯井内的施工层上部，应安装隔离防护设施。施工现场通道附近的洞口、坑、槽、沟、高处临边等危险作业处，应悬挂安全警示标志，夜间作业则应安装灯光警示。

2. 机械施工区域防护及相关要求

在机械施工区域特殊工种、机操工必须经培训考核合格，持证上岗；各种机械设备有专人负责，实行定人、定机、定岗位责任制。防护装置齐全、牢固有效。

对于电动工具，最好设置专人来管理；管理电动工具的人员应熟悉电动工具的安全使用知识，并应定期对电动工具进行检查和维护保养；电、气焊作业人员必须穿戴绝缘鞋、绝缘手套和防护眼镜等，不得穿硬底鞋、带钉和易滑的鞋子高空作业，更不得穿拖鞋、高跟鞋进入现场；不准酒后上班作业。

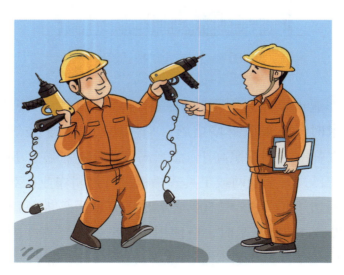

图4-4　手持电动工具

木工圆锯使用要预防切割伤，因此要求在锯片上安装安全罩、挡板和滴水装置，在锯片后面须安装弧形楔刀。锯片的安装，应保持与轴同心。不准使用有裂纹的锯片；平面刨使用之前，必须安装防止刨削手指的护手装置；压刨床开关只准用单向开关，机械运转时，不得进行维修，更不得移动或拆除护手装置进行刨削。

钢筋切断机的固定刀片与移动刀片之间的间隙应保持 1 毫米左右，两刀片的重叠量应根据所切断钢筋的直径确定，一般切断直径不小于 20 毫米的钢筋时，刀口垂直间隙 5 毫米左右，间隙的调整可以通过调整固定刀片后面的垫块来实现；弯曲钢筋时，要根据曲度大小控制开关，操作者必须熟练地掌握停车时间；不能用小直径的工具弯曲直径大的钢筋；钢筋调直切断机，电源接通后请搬至空挡后开机，电机正反转，本机严禁反转；调直块固定防护罩未盖前，不准穿入钢筋，以防止开动机器后，调直块飞出伤人。

坚守岗位、安全操作，完成好本职工作，保证机械、附属设备、随机工具的清洁、完好、齐全；所有机械设备停机 1 小时或下班后，必须拉闸断电，锁好电箱；各施工人员严格执行操作规程，保养规程，做好交接班工作。

3. 吊装区域防护及相关要求

吊装区域要防止高空坠物。非操作人员严禁进入吊装区域，吊装机械设备必须安装牢固，起吊钢筋骨架下方禁止站人，进行作业时须待骨架降落到离地低于 1 米才能靠近，就位支撑好方可摘钩；应使用吊笼来吊运短钢筋，而吊运超长钢筋时应加用横担，捆绑钢筋应使用钢丝绳千斤头，双条绑扎以稳妥固定，不能仅用单条千斤头或绳索绑吊；多人运送钢筋，起、落、转、停等动作要一致。

4. 焊接作业区域防护及相关要求

焊接作业要预防焊接物对人体健康、眼睛的危害。提高焊接作业的机械化、自动化程度，隔离人与作业环境，从而在根本上消除电焊作业对人体健康的危害；通过改进焊接工艺，减少封闭结构施工，改善坡口的设计等措施，可以改善焊工的作业条件，降低电焊烟尘污染；同时改进焊条材料，选择无毒或低毒的电焊条，也是减少焊接危害的有效措施之一。

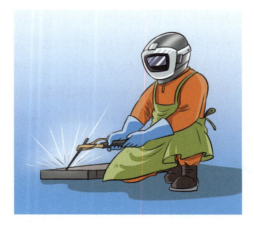

图 4-5　电焊作业

改善作业场所的通风状况：焊接作业场所的通风可以有效减少焊接现场的有害物浓度，是降低焊接危害的简单有效方法之一。在自然通风条件较差的场所进行封闭或半封闭焊接作业时，必须配备机械通风设施。但要注意的是，许多手工电弧焊场所，使用风扇直接吹散烟尘通风，这会导致烟尘扩散到整个车间，造成更大和更多人员的危害。

强化职业卫生宣传教育及现场跟踪监测工作，对电焊作业人员应进行必要的职业安全卫生知识教育，提高其职业卫生意识，从而降低职业病的发病率。同时，还应对焊接作业场所的尘毒危害进行定期监测，对作业人员定期进行体检，以便及时发现问题，预防和控制职业病。

第二节　不同施工人员风险及防护措施

一、人工挖孔桩挖工

1. 主要存在的风险

人工挖孔桩挖工主要存在无法预知的落物击打伤、高处坠落、触电、因操作不当等原因引起的机械伤害，甚至是塌方、窒息等风险。如果不做好防范措施，易出现重大安全事故。

2. 主要安全防护措施有哪些

施工前施工人员认真学习安全技术交底，务必遵守相关规章制度及安全技术措施，并熟记作业要点及其特性，掌握好相应的安全防范技能。加强个人基本素质控制，积极参加培训，特种作业工种保证持证上岗。进入作业场所后，需先对施工机具进行检查，确保施工机具处于正常运行状态，若发现异常情况应停止施工、采取应急措施并及时上报。能正确佩戴各种防护用品，施工前必须做好自我防护才能动工。做好有效的通风措施，必要时增加通风机械、防止缺氧窒息。密闭空间施工时要做好气体检测，必要时佩戴防毒面具。

在需要进行攀爬、高空作业时，要提前穿戴安全带。熟悉应急救援预案，知道救生梯、简易呼吸器、急救箱取用位置，会简单止血包扎，能快速找到中暑、低血糖药物等。做好气体检测，必要时戴防毒面具。加强安全监督检查，作业过程中，专职安全员现场全过程跟踪，监督落实安全措施。在高空作业时佩戴五点式双大钩安

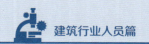

全带，应有稳固的操作平台。编制应急救援预案，并进行演练。准备好应急物资：救生软梯、呼吸器、常用创伤、中暑药品。

二、土方开挖工

1. 土方开挖工主要存在哪些风险

最常见的土方工程包括基坑开挖、场地平整、土方回填、基槽与管沟的开挖等。土方工程施工过程中常见风险有严重的滑坡、塌方、机械伤害事故。一旦人被埋在土方下面，不仅影响抢救，还会造成人员二次损伤、窒息，甚至死亡。

2. 主要安全防护措施有哪些

在施工前需进行详细地质勘察，包括地质情况、地下水水位情况、地下管线情况等，熟练掌握土方开挖方案。如在施工过程中遇电缆、地下管道及其他埋设物时应及时报告，不得采用大型设备开挖，不得私自移动至其他地方，防止造成更大危害。对基坑内及周边地表水进行清理，防止水冲刷、浸流土方而造成滑坡或塌方。

人工挖土时应做到分段，从上到下一层一层挖，禁止掏洞，保持不应小于2米的施工人员之间的间距，要在1米以外堆土，不得超过1.5米高，保持充足的光线，必要时使用适当的照明工具。根据施工现场土体状况，严格按照专项施工方案要求的尺寸及顺序留设临时边坡。若因狭窄或其他条件限制不能放坡时，应立即报告项目管理人员，不得私自修改放坡参数。若发现施工土方有裂缝、松动等不良情况时，应立即加固，排除危险后再开始施工。对现场零星土方进行调运时，应谨防坠物伤人，调运前检查运输机具是否安全，绑扎是否牢固，有无损伤。起吊时，起吊范围内人员应远离。

开挖后应及时对壁面进行人工修整。开挖一层后，在基坑边预留不小于8米的平台，然后再挖下一层，只有等上一层支护完成，才能挖去预留平台。开挖一定要到位，不可欠挖，更不可超挖。每层的深度按施工要求及现场条件而定。挖掘机及施工材料（砖、钢筋、砂石）严禁停放、堆放在基坑边；边坡开挖土方要及时运走，严禁堆放在基坑边。

三、架子工

1. 架子工施工过程中存在哪些风险

架子工在施工过程中存在的风险主要有高处坠落及材料运输传递过程中掉落造成的物体打击、其他伤害等。

2. 如何做好自身安全防护措施

必须熟练掌握本岗位操作技能与安全作业规程。必须通过培训考试合格，获得"特种作业人员操作证"才能上岗。悬挂挑式脚手架、门式、碗式和工具式插口脚手架或其他新型脚手架，以及高度在30米以上的落地式脚手架和其他非标准的架子，必须具有项目技术部门相关搭设方案、批准的设计图纸、计算书和安全技术交底书后才可搭设。搭脚手架前，应对施工环境及施工设备等进行安排检查，特别是脚手架基础是否稳固，消除隐患。

架子工应特别穿软底防滑鞋，不得穿易滑的鞋。作业时要思想集中，团结协作，互相呼应，统一指挥。架子搭设高度应根据结构施工进度而定，不得悬臂高度过高，应及时设置连墙件等固定构件。未完成的脚手架，架子工离开作业岗位时（如工间休息或下班时），不得留有未固定构件，必须采取措施消除不安全因素和确保架子稳定。搭设好的脚手架必须由施工人员与安全员共同进行验收检查，做好交接手续，合格后方能使用。遇雷雨、大雾、6级以上大风时，应停止脚手架上的高处作业。

作业人员分工协作，传递物品应掌握好重心，平稳进行，严禁用抛扔方式上下传递工具、零件等。对每一道工序，要确认后才能

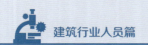 建筑行业人员篇

进行下一步。当钢管脚手架的高度超过周围建筑物或在雷暴较多的地区施工时，应安设防雷装置。架子上堆放施工材料时应严格按照技术方案规定的堆放荷载及堆放高度堆放，严禁超载。

四、木工

1. 木工作业存在哪些风险

主要有高空坠落，因拆模掉落等引起的物体打击，由机械旧损、操作不当导致的机械伤害、触电危险等。

2. 主要安全防护措施有哪些

木工必须经过专业学习，对使用设备的性能操作程序能熟悉掌握。禁止在无防护的情况下进行高空作业，也不得在柱模上站立操作及行走，防止高空坠落。施工应检查周边环境是否符合安全要求，机具是否完好牢固，安全设施和防护用品是否到位，经检查符合要求后方可动工。高空作业时须系好安全带，必要时挂安全绳。所有物品包括材料码放必须平稳、整齐、固定牢靠。所有使用的机械工具不得乱放。地面及高空作业时应随时将使用过的工具放入工具箱内。作业时注意力要集中，不得将工具含在嘴中。作业前应戴上绝缘手套检查所有工具是否性能完好，如手柄有无松动、断裂，手持电动工具无漏电情况。电动工具作业使用前应对设备外观、性能、用电安全、有无漏电情况等各方面进行检查。手锯锯条必须调紧，使用完后要放松，防止再次使用时锯条崩断，造成人员损伤。所有木材不可在施工处存放，应摆放整齐，不得任意乱放，不宜堆放过高。

木工作业过程中产生的木屑、碎木等必须自产自清、日产日清、活完场清。禁止使用碘钨灯照明，必须使用手把灯。特殊情况需要用火时，应提前申请用火证，并设有专岗人员。对于带刀具的机具要保持刀刃锋利，无破损，正确牢固安装后才能使用。

五、钢筋工

钢筋工的施工风险有哪些

主要有高空坠落，因脚手架掉落等引起的物体打击，由焊接处火花喷溅引起的火灾，由机械旧损、操作不当导致的机械伤害、触电危险等。

必须经过专业的培训考试合格，获得"特种作业人员操作证"证书才能上岗。施工作业时必须穿戴防滑鞋，佩戴安全帽，不得在上下同一垂直线作业，一定要交叉作业，防止被坠物砸伤，且起吊钢筋骨架时，下方禁止站人，必须待骨架降落到接近地面才准靠近，稳定好后才可摘除钩子。

禁止在无防护的情况下进行高空作业，在 2 米及以上的高处、深坑绑扎钢筋或安装钢筋骨架时，必须搭设脚手架及操作平台，且应搭设临时防护栏杆和安全网；同时，也不得站在钢筋骨架上，避免高空坠落。对焊机工作场地应确保干燥，有可靠接地装置，导线绝缘良好，且操作时应佩戴防护眼镜等护具，并站在绝缘板上；同时，工作区域严禁堆放防火材料，且应备有灭火器材。要做好"落手清"，禁止将钢筋存放在脚手架上。

作业人员在高压线防护设施旁搬运钢筋时，应注意不得穿出防护设施，以免碰触高压线路造成事故。钢筋加工区域内严禁无关人员进入；切断机断料时，手与刀口距离不得少于 15 厘米，活动刀片时禁止送料。工作完毕，应拉闸断电，锁好开关箱。当钢筋送入调直机后，手与曳轮应保持一定距离；作业中严禁打开防护罩和调整间隙。冷拉卷扬机端头处应设置防护挡板，冷拉区应设置防护栏杆、挡板及警告标识，操作人员在作业时必须离开钢筋 2 米以外。机械在运转过程中严禁用手清除刀口附近的废料及杂物。搬运钢筋时要注意查看附近有无障碍物、架空电线或其他临时电气设备，防止钢筋在回转时碰撞电线或发生触电事故。起吊钢筋时，钢筋规格必须统一，不可参差不齐，至少使用两根钢丝绳起吊钢筋，避免滑脱及人员损伤。及时清理废料及垃圾，成品堆放整齐并设置成品保护措施，工作台要稳固牢靠，照明灯必须加网罩。

六、泥工

泥工主要风险主要有机械损伤、触电、高处坠落、高空落物砸伤、井喷等损伤。

如何做好安全防护措施

做好安全防护措施的同时，穿软底防滑鞋，在操作之前，检查操作环境是否安全，机具性能是否完好，安全设施是否齐全，若发现异常及时排除风险后再施工。墙身砌体高度超过1.2米时，应搭设脚手架。一层以上或高度≥4米时，立脚手架并支搭安全网。采用外脚手架时应设护身栏杆和挡脚板。禁止在脚手架上使用不稳固的物品垫高，更不能在未经过加固的情况下，在一层脚手架上随意加层。砍砖时面向内打，防止碎砖跳动伤人。施工脚手板放砖不得超过三块，脚手板经检查确认安全后，才可使用，不能穿空板。时刻提高井控意识，严密观察井口返浆情况。作业需要搁架或使用高凳时，牢记垫稳、搁牢，切勿用滚动物代替。垂直运输的吊笼、绳索具等，必须满足负荷要求，牢固无损。执行吊运作业时不能站在下方，吊重不得超负荷运行。应尽量避免在同一垂直面内的上下交叉作业，如无法避免需要设置水平安全隔板，下方操作人员必须戴好安全帽并时刻注意垂直作业情况安全有序。在危险性大、有行人的地方，必须有防护措施，在征得安全员同意并做好现场安全防护措施时，方可施工。在砌筑和粉刷施工时，注意脚手架的安全，如遇雨天应防止雨水冲走砂浆致使砌体倒塌；下雪天要铲去余雪；雨天不准在无防滑措施下进行作业，不得任意拆卸或剪去脚手架系拉铁丝，以防脚手架倒塌。

七、抹灰工

抹灰工主要有高处坠落、机械损伤、触电、高空落物砸伤等。

主要有哪些安全防护措施

室内使用的木凳、金属支架等应平稳牢固，脚手板跨度≤2米。避免在架上堆放材料，在施工作业时与人保持安全距离，同一平面内不得超过两人。在脚手架上作业前，必须铺满脚手板，严禁探头板，必须设有栏杆、安全网、挡脚板等，脚手架上严禁超载。机械喷灰作业时，应全身穿戴防护用品，检查压力表、注意安全阀性能良好，输浆管各部位接口应拧紧牢固，管路不可曲折，要理顺。

输浆时应严格按照规范进行，超压或管道堵塞，应立即停止作业排除故障并检修。抹灰时，避免灰浆溅入眼睛。临边抹灰，比如在窗户边（玻璃没有安装的前提下），必须有可靠立足点，系好安全带；不得踩踏阳台栏板进行作业；不得无证擅自操作施工升降机。因抹灰工程施工需要，临边防护由固定式改成移动式的，因施工需要搬离的在施工完成后要及时将防护搬回至原来位置；不得私自拆除移动式临边防护的任何配件。

脚手架铺板高度超过2米时，应由架子工按规定支撑脚手架。经检查验收合格后方可操作。使用人字梯或靠梯在光滑的地面上操作时，梯子下脚要绑麻布或胶皮并加拉结绳，脚手板不要放在最高一档上。脚手板两端搭头长度不得少于20厘米，跳板净跨不得大于2米。注意脚手板上不得同时站两人操作。

用石灰水喷浆时，应将手、脸抹上凡士林或护肤膏，并戴上防护镜和口罩，以免灼伤皮肤。所有临边洞口的样本抹灰完工后，应立即恢复临边洞口的防护。在阳台上操作时，上跳板人员应系安全带。

八、焊工

焊工主要风险有烫伤、触电、火灾、爆炸、窒息、中毒等风险，应防止焊接弧光和火花烫伤的危害。

焊工作业时如何做好安全防护措施

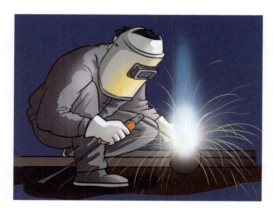

图 4-6　电焊工

电焊工：严格遵守安全操作规程和安全生产纪律，规定的特种作业人员，必须经过专业的培训考试合格，获得电工工作证。电焊、气割，严格遵守"十不烧"规程操作。电焊作业要严格执行动火审批规定，动火证随身携带，无证不得动火施工。作业前应做好自身防护，需要穿戴电焊服、防护眼镜或面罩、电工鞋、皮手套等防护用品，防止铁渣飞溅入眼伤人。电焊机设备要求设置漏电断路器和二次空载降压保护器，应放在防雨的电箱内，拉合闸时，应戴手套侧向操作，电焊机进出的线两侧防护罩完好。

操作前检查所有工具、确保机械性能良好，金属外壳可靠接地，进出线有完整的防护罩，进出线端用铜接头焊牢。焊机与开关箱距离不大于 3 米，保险丝的熔断电流应为该机额定电流的 1.5 倍，严禁用金属丝代替保险丝。并配专用触电保护器。保证焊接场地周围无可燃、易燃物品，高处焊接时，在焊点下方放置接火斗，并设置警戒线，禁止行人通过或停留，现场需配备灭火器等消防设施。焊接带电的设备必须先切断电源，严禁在带压力的容器或管道上施焊。下雨天不准露天电焊，在潮湿地带工作时，焊接人员应站在铺有绝缘物品的地方并穿好绝缘鞋。

在密闭金属容器内焊接时，容器必须可靠接地，通风良好，防窒息，应有专人监护。地下室、基坑内或低坑柱接头焊接，必须通风良好，防止出汗和烟尘中毒。检查把线、地线双线到位，连接牢靠，禁止与其他物体接触，严禁用其他金属物品代替零线。当焊接预热工件时，做好合理的隔热措施例如用石棉瓦布或挡板等隔开。当有多台焊机集中作业时，焊接平台或焊件必须接地线，且有隔光板，以防着火或触电。注意焊机变压器不得超负荷，防止温度过高造成爆炸。工作场地必须设置灭火器材。焊接完毕后，先切断设备控制电源，最后切断总电源及关闭气源开关和水源，清扫工作场地。

气焊工：操作前先检查氧气瓶、乙炔瓶的阀表，注意不可全部用尽，禁止混用。氧气瓶、乙炔瓶应放在阴凉处，禁止高温或在阳光下暴晒。氧气瓶、乙炔瓶、液化气瓶不得放在高空作业区域正下方，氧气瓶与乙炔瓶存放和使用时，应保持较远距离（≥5 米），与明火或焊炬的距离≥10 米。作业区域禁止存放易燃易爆物品，其距离应大于 30 米，同时采取有效安全防护措施。氧气瓶使用应防火、防震、防热、防油，特别注意如衣服、手套上沾有油脂，禁止与氧气瓶、减压阀、氧气软管接触。

作业前必须办理动火审批手续。焊枪不准对着人，正在燃烧的焊枪不得放在工件或地面上。带有乙炔和氧气时，不堆放在金属容器内，以防气体逸出发生燃烧事故。焊接带电的设备必须先切断电源，严禁在带压力的容器或管道上施焊。如焊接储存过易燃、易爆、有毒物品的容器或管道，必须先清理干净，并将所有气孔打开。作业结束，应先关闭气瓶气阀，再拧上安全罩，检查作业地点，确认无着火风险隐患，方可离开。发现气路或气阀漏气时，立即停止作业。若氧气管着火应立即关闭氧气阀门，不得折弯胶管断气；若乙炔管着火，应先关熄炬火，可用弯折前面一段软管的办法止火。操作人员应用专用工具开启氧气瓶阀门，不得面对减压器，氧气瓶中的氧气不得全部用尽。严禁使用无减压器的氧气瓶作业。如发现氧气瓶阀门失灵或损坏不能关闭时，应待瓶内的氧气耗尽后，再进行拆卸修理，合格后再使用。乙炔瓶、氧气瓶必须有防止回火的安全装置，橡皮管连接处需用扎头固定，乙炔在使用时必须直立。定期检查氧气瓶，氧气瓶需设防震圈和安全帽，防止用力撞击。在狭小的工作空间内，应有良好的通风措施，外面有专人监护，两人轮岗，以防窒息危险。

九、大型设备操作人员

大型设备操作人员上岗风险有哪些

大型设备的错误操作易造成极其重大的安全事故，不但影响操作人员，同时影响整体项目安全，是施工安全的重中之重。

为消除隐患，保证施工安全，大型设备操作人员应落实安全生产规范。

挖掘机、汽车吊、塔吊等大型机械操作人员必须持证上岗。施工现场必须有专人负责指挥，监控，指挥人员也应持有"特种作业人员操作证"。挖掘机工作时、汽车吊的大臂下严禁站人。挖掘机和汽车吊作业时禁止在旋转半径范围内有人员停留或行走。

挖掘机和汽车吊在室外作业时，要根据天气及地质情况适当安排工作时间，保证机械和人员安全施工。挖掘机起步前应检查环境是否安全、道路上有无障碍物，有无人员在挖掘机旁边，然后提升铲斗。准备施工前驾驶员应先按喇叭，然后操作挖掘机和汽车吊开始工作；挖掘机倒车时要留意车后空间，注意挖掘机后面盲区，必要时请专人指挥予以协助。挖掘机在坡道上行走时应注意履带方向和地面条件，挖掘机尽可能直线行驶；保持铲斗离地20～30厘米，如果挖掘机打滑或不稳定，应立即放下管子；当发动机在坡道上熄火时，应降低铲斗至地面，将控制杆置于中位，然后重新启动发动机。

挖掘机工作范围内，除焊工外其他工作人员必须佩戴安全帽；旋转作业前必须先鸣笛后旋转。观察作业环境，如发现架空线缆，应由专人指挥作业，当架空线缆高度低于10米应用其他方式站位。在挖掘工作过程中，应做到"四禁止"即：禁止铲斗未离开工作面时，进行回转；禁止进行急剧的转动；禁止用铲斗的侧面刮平土堆；禁止用铲斗对工作面进行侧面冲击。挖掘机和汽车吊工作半径内，不得堆放任何机具等障碍物。加强设备保养检查，确保设备性能完好。

十、钢结构吊装工

钢结构吊装上岗主要风险有高处坠落、物体打击、机械伤害。主要从这几个方面进行安全防护。

起重工作人员进入现场，必须戴好安全帽，系好帽带，并正确使用个人劳动防护用具，高空作业人员必须挂好安全带，穿好防滑的鞋子，禁止穿拖鞋或高跟鞋。悬空作业时需有牢靠的立足点，并且需正确使用和悬挂安全带，必要时设栏杆及其他安全设施。悬空作业操作平台需经过设计计算和验收通过后才可正常使用。使用建筑结构作业平台时，需在立足部位铺一定数量的脚手板。钢结构吊装时需铺设安全网，防止人员、物料和工具等坠落或飞出，造成安

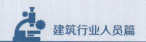
建筑行业人员篇

全事故。在梁面以下设置安全平网，在作业范围内满铺安全平网，在建筑物外围铺设安全立网。为了便于接柱施工，在接柱处需设立操作平台，平台可固定在下节柱的顶部。需在刚安装的钢梁上设置存放电焊机、空压机、氧气瓶、乙炔瓶等设备用的平台，放置距离符合安全生产的有关规定。设置可靠的上下通道用于施工登高。施工用的机电设备均须接地，禁止使用破损的电线，严防设备漏电。每层楼面须分别设置配电箱，供每层楼面施工用电需要。不得在有6级以上的大风、雷雨、浓雾等恶劣气候时进行起重和高处作业。需配置必要的灭火装置和消防监护人员，防止因施工造成火灾。严禁高空抛物、随意摆放工具和物资等，以免掉下伤害他人。吊装前，应检查吊钩和钢丝绳等吊具是否符合使用规定。认真落实"安全第一、预防为主"的方针政策。

十一、高空作业人员

高空作业通常是指人在一定位置为基准的高处进行的作业。国家标准 GB/T 3608—2008《高处作业分级》规定："凡在坠落高度基准面2米以上（含2米）有可能坠落的高处进行作业，都称为高处作业。"在建筑行业高空作业非常广泛，若在2米以上的架子上进行操作，都为高处作业。

根据建筑行业的特点，在建筑安装工程施工中，对建筑物和构筑物结构范围以内的各种形式的临边性质与洞口的作业、攀登作业与悬空、立体交叉与操作平台作业，以及在结构主体以外的场地上和通道旁的各类洞、坑、沟、槽等工程的施工作业，只要符合上述条件的，均作为高处作业对待，并加以防护。本文主要讲述悬空作业和攀登作业。

高空作业人员自我健康维护要注意哪些方面

攀登作业：攀登和悬空作业人员必须经过专业技术培训及考

第四章 | 建筑行业人员自我健康维护

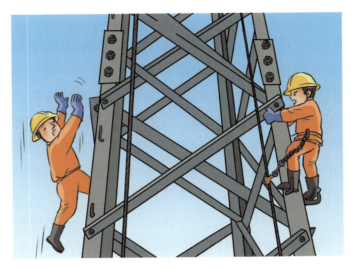

图4-7　高空作业人员

试，持证才能上岗，并需定期进行体格检查。为防止高空坠落，操作人员在进行高处作业时必须正确使用安全带。安全带一般应高挂低用，即将安全绳端挂在高的地方，而人在较低处操作。高空操作人员在脚手架上通行应该集中注意力，防止高空坠落。高空操作人员使用的工具、安装用的零部件及使用的物资，应放入随身佩戴的工具袋内，不得向下丢掷。在高空用气割或电焊切割时，应采取措施，防止割下的金属或火花落下伤人。地面操作人员不得在起重机的吊杆和正在吊装的构件下，及高空作业的正下方通过及停留。

施工前需对高空作业中的设施设备进行全面检查，确认完好后才能投入使用。施工中发现高处作业的安全技术设施有缺陷和隐患时，必须尽快解决，如危及人身安全时必须立刻暂停作业。施工作业现场如有物件可能坠落，须立即进行撤除或加固。高处作业中所用的物料，均应平稳摆放，不得妨碍通行和卸载。工具应放在随身工具袋内。走道内余料应及时清理干净，不得任意乱掷或向下丢弃。传递物件禁止抛掷。

施工管理设计方案中应明确施工过程中使用的登高和攀登设施，人员登高应借助建筑结构或脚手架的上下通道、梯子及其他攀登用具和设施。攀登作业所用设施和用具的结构构造应牢固可靠；作用在踏步上的荷载及踏板上的荷载不应大于1.1千牛顿，当梯面上有特殊作业，重量超过上述荷载时，应按实际情况验算。在通道处使用梯子作业应有专人监护或设置围栏，不得两人同时在梯子上作业。脚手架操作层上严禁使用梯子进行作业。便携式梯子宜采用木材或金属材料制作，折梯应有整体的金属撑杆或可靠的锁定装置，包括张开到工作位置的倾角都应符合现行国家标准GB 12142《便携式金属梯安全要求》和GB 7059《便携式木梯安全要求》。单梯使用时应与水平面成75度夹角，使用时不得垫高、踏步不得缺失、其间距宜为300毫米。当梯子需接长使用时接头不得超过1处，应有可靠的连接措施。连接后梯梁的强度不得低于单梯梯梁强度。

悬空作业：悬空作业是指作业人员在周边临空状态下进行的高空作业。悬空作业应有牢固的立足点，并设置登高和坠落的栏杆、防护网等安全措施。悬空作业所用的索具、脚手架、吊篮、吊笼、平台等设备，均需符合相关规定，并经过技术鉴定或验证后方可作用。钢结构的吊装，构件应尽可能在地面组装，并搭设胎架等进行临时固定、电焊、高强度螺栓连接等工序的高空安全设施，随构件同时上吊就位。拆除时需同时考虑和落实安全措施。悬空作业人员，必须戴好安全带。遇有6级以上强风、浓雾等恶劣气候时，不得进行悬空高处作业。严禁在未固定、无防护的构件及安装中的管道上作业或通行。外墙作业时应有防坠落措施，操作人员在无安全防护措施情况下，不得站立在檩子、阳台栏板上作业。悬挑的混凝土梁、檐、外墙和边柱等结构施工时，应搭设脚手架或操作平台，并应设置防护栏杆，采用密目式安全立网封闭。

十二、电工

进入施工现场必须遵守安全操作和生产要求，特种作业人员，必须持证上岗。严格执行 JGJ 46—2005《施工现场临时用电安全技术规范》，按照施工用电组织设计架设三相五线制的电气线路，所有电线均应架空，过道或穿墙均要用钢管或胶套管保护。使用设备必须按规定穿戴和配备好相应的劳动保护用品，并应检查电气装置和保护设施是否完好，严禁设备带病运转和在运转中进行维修。停用的设备必须断电。负载线、零线等出现问题应及时按流程报告解决。搬迁或移动设备，必须由专业电工切断电源并作妥善处理。电箱内电气设备应完整无缺，设有专用漏电保护开关，必须按标准，一只漏电开关控制一只插座。所有移动电具，都应在漏电开关保护之中，电缆无破损，插头插座应完整，严禁不用插头而用电线直接插入插座内。临时用电工程的安装、维护、拆除工作必须由持证电工操作，操作时配备相应的劳防用品。电缆离地 2.2 米以上，电缆穿越建筑物、构筑物、易受机械损伤的场所及引出地面从 2 米高度至地下 0.2 米处须加防护套管；电缆沿墙布置时，须设专用支架；电缆穿越道路时采用地缆，预埋钢套管，覆盖钢筋砼保护层，并做好标记。一般场所采用的 220 伏电压。危险，潮湿场所和金属容器内的照明及手持照明灯具，应采用符合要求的安全电压。照明导线应用绝缘子固定，严禁使用花线或塑料胶质线，导线不得随意拖拉或绑在脚手架上。室外照明灯具距地面不得低于 3 米，室内距地面不得低于 2.4 米，碘钨灯应固定架设，保证安全。钠等金属卤化灯具的安装高度宜在 5 米以上。灯线不得靠近灯具表面。在建工程与外电线路的安全距离及外电防护和接地与防雷等应严格按规范执行。配电线路的架空线必须采用绝缘铜线和绝缘铝线。架空线必须设置在专用电杆上，严禁架设在树木或脚手架、龙门架或井字架上。空线的接头、相序排列、档距、线间距离及横担的垂直距离和横担的选择及规格，严格执行规范规定。动力配电箱与照明配电箱宜分开设置，如合置在同一配电箱内，动力和照明线路应分路设置。开关箱应由末级配电箱配电，配电箱、开关箱制作所用的材料、箱的规格设置要求及安装技术应按规范执行。配电箱、开关箱最好购合格的成品使用。配电箱、开关箱内的开关电器安装，绝缘要求和箱壳保护接零应按规范执行。每台用电设备应有各自专用的开关箱，必须实行"一机、一闸、一漏、一箱"制。严禁用同一个开关电器直接控制两台及两台以上用电设备（含插座）。开关箱内必须装设漏电保护器，漏电保护器的选择、安装和额定漏电动作应符合规范要求。总配电箱和开关箱中两级漏电保护器的额定漏电动作时间作合理配合匹配，实现分段保护的功能。手动开关电器只许用于直接控制照明电器和容量不大于5.5千瓦动力电路。容量大于5.5千瓦的动力电路应采用自动开关电器或降压启动装置控制。各种开关电器元器件的额定值与其控制用电设备的额定值相适应。所有配电箱、开关箱应由专人负责。且应每月定期检修一次。检查、维修人员必须是专业电工，检查、维修时必须按规定穿戴绝缘鞋、手套、必须使用电工绝缘工具。对配电箱、开关箱进行检查、维修时，必须将其前一级相应的电源开关分闸断电，并悬挂停电检修标志牌，严禁带电作业。移动的用电设备使用的电源线路，必须使用绝缘胶套管式电缆。用电设备和电气线路必须有保护接零。严禁施工现场非正式电工乱接用电线和安装用电开关。残缺绝缘盖的闸刀开关禁止使用，电气设备所用保险丝，禁止用其他金属丝代替，并且需与设备容量相匹配。电工必须严格执行电工安全操作规程，对电气设备要进行定期检查和试验，凡不合格的电气设备、工具要停止使用。施工现场内严禁使用劲塑料线，所用绝缘导线型号及截面必须符合临电设计。当发生电气火灾时即切断电源，用干砂灭火，或用干粉灭火器灭火，严禁使用导电的灭火剂灭火。凡移动式照明，必须采用安全电压；地下室照明和潮湿现场的照明，应采用36伏以下安全电压。不得私自乱拉电源，严禁将电源线的金属丝直接插入插座。建立和执行各种建筑施工用电安全操作规程，如电气线路安装规程、电工安全操作规程等。根据施工环境的特点，建立相应的运行管理制度和维护检修制度，并对开关设备、临时线路等建立专人管理的责任制。定期进行电气设备和用电安全检查，发现问题、及时解决。尤其做好雨季前和雨季中的安全检查。熟悉施工现场用电规定。施工现场原则上要远离高压线，不得已时应与高压线保持安全距离，否则必须停电后才能进行作业。各种电气设备的金属外壳均应接地或接零，同时注意在同一供电系统上，不能有的接地，有的接零。各种电气设备和线路的定期检查，应停电作业，并在箱门上或闸把上挂上警示牌；必要时设专人看管，如必须带电作业，一定要安排二人，由其中一人负责监护，另一人操作。在拉设临时电源时，电线均应架空，过道外需用钢管保护。不得乱拖乱拉，电线避免车碾压过。凡施工期超过3个月工程，所有电气设备、线路均按正式工程要求安装。

十三、装饰装修工

1. 油漆工

进入施工现场必须遵守安全操作规程和安全生产纪律。进入现场，必须戴好安全帽，扣好帽带，并正确使用个人劳动防护用具。凡不符合高处作业的人员，一律禁止高处作业。并严禁酒后高处作业。严格正确使用劳动防护用品。遵守高处作业规定，工具必须入袋，物件严禁高处抛掷。悬空作业处应有牢靠的立足处，并必须视具体情况，配置防护网、栏杆或其他安全设施。

施工现场应有良好的通风条件，如在通风条件不好的场地施工时必须安装通风设备，方能施工。在用钢丝刷、板锉、气动、电动工具清除铁锈、铁鳞时，为避免眼睛沾污和受伤，应戴上防护眼镜。在涂刷或喷涂对人体有害的油漆时，需戴上防护口罩，如对眼睛有害，需戴上密闭眼镜进行保护。在涂刷红丹防锈漆及含铅颜料的油漆时，应注意防止铅中毒，操作时要戴口罩。在喷涂硝基漆或其他挥发性、易燃性溶剂稀释的涂料时，严禁使用明火。

高处作业必须正确使用安全带。为避免静电集聚引起事故，对罐体涂漆或喷涂设备应安装接地线装置。涂刷大面积场地时，（室内）照明和电气设备必须按防火等级规定进行安装。操作人员在施工时感觉头痛、心悸或恶心时，应立即离开工作地点，到通风良好处换换空气。如仍不舒服，应去保健站治疗。

在配料或提取易燃品时严禁吸烟，浸擦过清油、清漆、油的棉纱、擦手布不能随便乱丢，应投入有盖的金属容器内及时处理。使用的人字梯不准有断档，拉绳必须结牢不得站在最后一层操作，禁止站在高梯上移位，在光滑地面操作时，梯子脚下要绑布或其他防滑物。不得在同一脚手板上交接工作。

油漆仓库严禁明火入内，必须配备相应的灭火器。不准装设小太阳灯。各类油漆和其他易燃易爆、有毒材料，应存放在专用库房内，不得与其他材料混放，挥发性油料应装入密闭容器内，妥善保管。库房应通风良好，不准住人，并设置消防器材挂"严禁烟火"明显标志，库房与其他建筑物应保持规定的安全距离。喷砂除锈时，喷嘴接头要牢固，不准对人。喷嘴堵塞，应停机消除压力后，方可进行修理或更换。使用煤油、汽油、松香水、丙酮等调配油料时，必须戴好防护用品，严禁携带火种。

油刷外开扇窗，必须将安全带挂在牢固的地方。刷封板、下水落管等应搭脚手架或吊架。在大于25度的铁皮屋面上刷油，应设置活动板梯、防护栏杆和安全网等防护措施。使用喷灯，加油不得过满，打气不应过足，使用时间不宜过长、点火时火嘴不准对人。使用喷浆机，手上沾有浆水时，不准开关电闸，以防漏电。喷嘴堵塞、疏通时不准对人。临边作业必须采取防坠落的措施。外墙、外窗、外楼梯等高处作业时，应正确使用安全带。油漆窗户时，严禁站在或骑在窗栏上操作。

2. 门窗安装工

进入施工现场必须遵守安全操作规程和安全生产纪律。进入现场，必须戴好安全帽，扣好帽带，并正确使用个人劳动防护用具。经常检查所用工具是否牢固，防止脱柄伤人。安装窗扇时，不要向下乱扔东西，工作时注意脚要踩稳，不要向下看。搬运门窗时应轻放，不得使用木料穿入门窗框内进行吊运。门窗不得平放，应该竖立，其竖立坡度不大于20度，并不准人字形堆放。不准脚踩窗扇芯子，或在窗扇芯子处放置脚手板和悬吊重物。

使用木工机械，禁止戴手套，操作时必须集中思想，认真操作，不得与他人谈笑，锯刨推进速度不能太快，木节应放在推进方向的前面，不能刨过短木料及过薄小条子等材料。木工机械的基座必须稳固，部件必须齐全，机械的转动和危险部位必须按规定安装防护装置，不准任意换粗保险丝，特别对机械的刀盘部分要严格检查，刀盘螺栓必须旋紧，以防刀片飞出伤人。

木工机械必须有专人负责，操作人员必须熟悉该机械性能，熟悉操作技术，严禁机械无人负责或随便动用，用完后应切断电源并将开关箱关门上锁。木工车间、木库、木料堆场严禁吸烟或随便动用明火，废料应及时清理归堆，做到随手清，以免发生意外。电动工具应做好接地保护，设置开关箱，经常检查电缆线，确保导线绝缘良好。

第三节 季节性施工注意事项

一、夏季施工

夏季施工几乎是我国所有建筑企业与在建工地必经的一个施工阶段，夏季施工温度高、辐射强、湿度高，极易发生中暑，窒息等突发性意外事故，是不可忽视的施工阶段。特别是在我国南方地区，夏季施工阶段超过全年施工时间的1/3，做好夏季施工的防护刻不容缓。那夏季施工主要有哪些风险又如何防护呢？

1. 中暑

夏季高温天气对从事室外施工的作业人员简直就是煎熬，抵抗炎炎夏日，中暑是常有发生，特别是对于本身从事焊接、火焰切割等高温工作人员更甚。中暑不但会导致劳动者产生头痛、恶心、呕吐、脱水、休克等不适症状，严重的更会导致神志不清、昏迷、痉挛甚至死亡，给劳动者的身体健康与生命造成严重损害。

那如何防护中暑危害呢？

严格按照国家及地方政府及行业管理部门要求，调整工作与休息时间，避免高温施工。如上海市安质监总站2019年发布的"关于加强高温季节施工现场安全生产管理工作的通知"中就要求夏季当温度超过35摄氏度时，11：00—15：00，暂停所有的户外施工作业。当温度超过37摄氏度时，10：00—16：00，暂停所有的户外施工作业。当最高气温超过40摄氏度时，全天停止所有的户外施工作业。劳动者应服从用人单位合理的工作时间、地点、岗位的调整安排。

施工单位提供，并正确穿戴防护用品，特别是安全帽、安全带等设备不要因为天气炎热而不带安全防火设备或不正确穿戴。不要穿短裤、凉鞋或赤膊进入工地或施工作业。积极配合、参与施工单位组织的高温季节的安全教育、安全交底、应急培训、班前安全教育，认真学习防暑保健，中暑急救等卫生知识。

施工人员可以要求施工单位在宿舍安装吊扇等必要的降温设备，保持室内良好通风。保证充足的睡眠和旺盛的精力，避免由于睡眠不足而引起的抵抗力下降，而容易出现中暑的情况。尽量避免夏季在密闭区域动火施工，如存在以上情况应尽量增加通风措施或增加劳动者休息时间。可以要求施工单位提供符合卫生标准的防暑降温饮料及必要的药品，对于高空作业人员、塔吊司机、钢结构吊装人员等应随身携带防暑必要药品。定时补充水分，避免在感觉到口渴后才喝水。如在施工过程中发现不适感或出现中暑症状，应尽快寻找阴凉处，服用防暑降温药品后与相关现场医务人员及工组长报告，休息并等待医务人员与工组长救援。

2. 火灾、爆炸

夏季天气炎热，易燃易爆材料经过高温、太阳照射后容易自燃和爆炸，发生火灾、爆炸事故，造成人员伤亡。那如何避免火灾及爆炸事故的发生呢？

积极配合、参与施工单位组织的消防教育培训，认真学习掌握灭火器使用、火场逃生、危险品储运和使用、动火作业、电气防火、生活区防火等消防知识。进入施工现场提前识别、牢记逃生通道。现场施工前，查看施工现场是否配有灭火器材、并通过外观检查、判别灭火器是否有效，如发现灭火器损坏应要求施工单位立刻更换。特别注意：泡沫类灭火器不能用于扑救气体火灾、金属火灾和带电火灾。现场应在指定吸烟区吸烟，施工现场严禁吸烟，更不

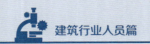 建筑行业人员篇

得将烟蒂随手乱扔，避免烟蒂火星引燃建筑材料。

施工单位对夏季动火作业必须进行严格的审批程序、不得私自动火，动火作业前确保周边无易燃、易爆材料并配备充足的灭火设备。进行气焊、气割操作时，氧气瓶、乙炔瓶应尽量避免放置于露天，避免烈日照射下，瓶内气体温度上升，体积膨胀，而造成气瓶爆炸，引起人员伤亡和财产损失。如必须置于露天的情况下，应将两气瓶间隔不少于5米，并设置防火毯等遮盖措施。危险品专用仓库管理人员要做好危险品储运和收发等工作，并建立危险品台账，避免危险品的流失。

二、冬季施工

冬季施工通常指气温连续5天稳定日均气温低于5摄氏度的施工过程，冬季低温对建筑施工材料影响极大，对工程质量安全造成严重危害，加之冬季施工措施费高，所以我国北方地区在真正进入冬季后通常会选择停工。而我国南方地区则相反，例如深圳，全年鲜有低于5摄氏度情况发生，一般不涉及冬季施工措施。

那冬季施工主要风险有哪些呢？

1. 冰、雪灾害

冬季大雪后易在外脚手架、通道、平台等位置产生积雪或结冰，易导致摔伤高处坠落等情况的发生。那如何避免此类伤害事故呢？

施工人员宜配备防冻，防滑手套；不走积雪、结冰的脚手架、路面。负责清除积雪、结冰人员应配备防滑设备，脚手架高处清理时应穿戴安全带以防坠落事故的发生，完成清理后由安全管理人员检查合格后方可继续使用。雨、雪天气应做好自身保温工作，如因雨、雪淋湿防寒衣物应尽快更换干燥衣物，防止冬季失温造成危险事故。

施工机械应慢行，并保证与周边作业人员的安全距离，避免因地面结冰造成交通事故。登高车、汽车吊、天泵等大型设备严禁驶入、停靠、架设在结冰路段。在进入冬季施工后，特别是当室外温度低于0摄氏度，设备应在进行例行保养的同时进行季节性保养，更换适合冬季施工的液压油、润滑油、燃油、防冻液等。

2. 火灾

冬季同样是火灾高发季节。不同于夏季，冬季气候干燥，现场施工材料干燥，遇火星极易燃烧；加之冬季宿舍、现场违规使用取暖设备极易造成火灾事故的发生。

那如何避免冬季火灾的发生呢？

施工人员严禁在室内采用明火取暖，如使用燃煤取暖的应保证室内通风良好；严禁使用自制或不符合国家规定的电磁炉、电热毯等取暖设备，更不准用碘钨灯在室内、现场进行取暖；排烟管道上面不得烘晾衣物。施工现场易燃材料堆放应远离火源，并设置数量充足的防火器材，应采取可靠的防火隔离措施。照明用的灯泡、灯头必须与易燃物隔开。

现场焊接施工人员施工前必须获得相应动火证明，焊接施工前保证施工位置周边及下方无易燃易爆物品，大风天应采取防风措施，高处焊接应采取接火斗等设备接取火星。冬季施工必须保护好供水设备及管道，应在供水管道外包裹保温材料，以防止水管内水结冰堵塞水管或因结冰体积膨胀造成水管破裂，导致冬季火灾事故无水可用。

三、雨季施工

在我国部分区域，除了夏季及冬季施工外，雨季施工也是持续时间较长的施工阶段。如长三角地区梅雨季，深圳地区龙舟水，福建的雨季等，普遍存在持续时间长，雨水量大，且不定时不定期降

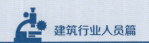建筑行业人员篇

雨等特点。雨季施工主要风险有哪些呢？

1. 基坑施工伤害事故

雨季因雨水量大，对处于基坑施工阶段的工程危害较大。大量雨水渗透，冲刷会影响土体性能，影响基坑整体的安全性；同时因土体经过雨水浸泡后影响土体耐力，造成基坑施工阶段的重型器械施工伤害事故。那如何预防基坑施工的伤害事故呢？

施工单位应在基坑边缘设置截水沟、排水沟或围堰，防止地表水流入基坑内，影响基坑排水系统。对于临时边坡，堆土应设置防雨覆盖及加固措施以防止滑坡事故的发生；桩孔开挖后需及时采取覆盖和防护措施，时刻关注基坑围护变形情况，保证基坑作业环境安全。

施工人员进入基坑施工时应穿防滑鞋、雨鞋，基坑内行走应时刻观察道路，有硬化路面时走硬质路面；不走积水、泥泞、无法观测到具体情况的道路；不在边坡顶、边坡底、施工机械附近等危险位置行走、驻足；不跨越现场围护、围挡等防护措施。如遇土方下陷无法脱身时，不要慌张、挣扎防止进一步下沉，立即大声呼救或采用通信设备求救，等待救援人员到场救援。

雨水冲刷基坑周边土体易造成基坑围护出现破坏或较大变形的情况，发现此类情况，施工人员应第一时间通知周边施工工人，并远离破坏位置，从其他区域安全出口离开基坑，同时汇报项目施工单位管理人员。离开基坑后应根据施工单位负责人指令有序撤离至安全位置，严禁在基坑边逗留，驻足观看。

大型机械操作员雨季施工应注意土体泥泞，防止轮胎打滑、下陷等状况。起重设备在基坑内起吊要特别注意地耐力是否符合要求，起吊施工前应提前要求施工单位相关负责人对地耐力及设备架设进行确认后方可开始操作；在操作过程如发现设备下沉的情况应立即停止操作，劝离周边施工人员同时逐步放下起重物设备，待管

理人员现场处理相关事宜。

2. 触电

雨季多雷雨天，潮湿易积水，触电事故也时有发生；同时雷雨天应采取防雷措施。那如何避免触电伤害呢？

雨天，不轻易涉水行走。施工人员用电设备、电缆、电箱应架空设置，不能放置于地面。按照要求使用合格的用电设备及开关，使用前检查现场电气设备的接零、接地保护措施是否牢靠。要做到施工机械一机、一闸、一保护 / 现场电箱及设备要做好防雨措施。雷雨天应避免在钢管外脚手架上行走或开阔无防雷设施屋面施工。

四、台风季施工

台风季施工是一种较为特殊的施工阶段，不同于夏季施工、冬季施工、雨季施工，台风经常登陆的地方是华南地区，特别是沿海一带。所以在这些区域通常会有一段时间处于台风季。例如深圳市就规定每年的 6 月 1 日至 10 月 31 日为台风季，除台风这种灾难性天气外，台风季常突发性强风造成伤害事故，所以台风季许多地方政府也会采取措施，如塔吊减小最大独立高、移动速度等措施预防灾害。台风季施工主要风险有哪些呢？

项目管理人员应做好防台风应急预案，并对现场施工人员进行详细交底，安排现场应急演练，施工人员应做好应急预案的学习并积极参与演习活动，牢记现场应急措施。台风季节应在每日开工前查看当天气象台发布的气象信息、遇台风预报或台风报警的情况应及时向施工单位反映，按施工单位应急方案配合停工，如施工单位要求施工人员超规范要求，在台风天施工的工人应拒绝施工单位要求。

台风来临前，现场机械操作人员应将所操作机械行驶至安全位置，保证设备有可靠固定，并固定牢固，塔机处于非工作状态时，

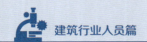 建筑行业人员篇

应保证塔机 360 度回转，回转范围内无障碍物干涉。台风来临时应中断一切户外施工活动，紧闭门窗，不要站在窗口、门口或风口位置，当门窗破损时，不要迎风修理，应待风力减弱至没有威胁后另行修理；当台风中心经过时，风力会减小或静止一段时间，切记不要离开避难场所，因为强风会不定时突然吹袭，继续留在安全处避风才是最安全的选择。

遇台风侵袭，风力等级超过临时房屋承载力要求时，施工单位应立刻组织住宿人员前往指定避难地点避难。此时施工人员应听从管理人员安排，尽快撤离临时房屋并在指定时间内撤离至避难点，切勿因整理财物或携带过多随身物件而影响逃生速度。

高空作业期间如突发大风或台风，施工人员无法撤离施工现场或下楼躲避的情况，切忌慌乱，要保持镇定。就近寻找避风点，将安全带牢牢系挂在已施工完成的牢固结构上，避免将安全带固定在临时构筑物上，确保安全帽的紧固，必要时双手紧抱周边固定结构，并尽快通知班组长或施工管理人员，以便灾难后尽快组织营救。

避难人员在员工宿舍如遇水淹状况，应在室外安全的情况下立刻逃离至较高的避难宿舍。如严重水淹状况无法逃离的情况下，应立即报警，由项目管理人员与警方共同组织避难。

 第四节 安全培训及安全管理制度

一、安全生产组织与责任体系

安全是项目施工的生命线，建筑施工企业在施工管理时必须坚

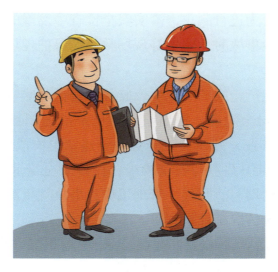

图 4-8　安全生产组织人员

持"安全第一,预防为主,综合治理"的方针,制定安全政策、计划和措施,完善安全生产组织管理体系和检查体系,加强施工管理。那安全生产组织人员有哪些,又有哪些职责呢?

项目经理:工程安全生产第一负责人,对负责项目的工程安全生产负责。项目经理需要严格落实、贯彻国家、政府主管部门及施工企业下发的法条、规范、文件、安全生产制度等;定期组织项目部人员、参建各方对现场安全情况进行检查、抽查、巡查,对现场存在的不安全行为立即制止、整改、处罚;审核相关施工分包资质;发生事故时,负责组织现场抢救及上报事宜。

项目施工员:工程分阶段安全生产负责人,对所管理的分部工程安全生产负直接责任。项目施工员不同于施工人员是项目的管理人员,主要负责施工人员现场工作的安排、管理、调度等。施工员应严格遵守项目及国家制定的各类生产规章制度,严禁现场违章作业;同时施工员是与现场施工人员接触最为密切的管理人员,应对现场的不安全行为进行制止，落实安全检查中发现的各类安全问题的处理；在发生事故时，要做好现场救援、保护现场并及时向项目经理上报。

安全员：生产一线的安全生产监督检查员。监督检查项目施工过程中存在的安全隐患，提出整改意见及措施，督促现场落实整改；制止违章作业，并视情节轻重给予违章单位或个人相应处罚；协助项目经理组织并参与安全检查；做好安全交底、安全技术培训、安全资料的填写、收集、管理工作；事故发生后负责配合事故调查及相关现场情况统计报告等。

机械管理员（设备材料员）：工程现场机械、设备专职管理人员，部分施工企业管理员同时负责材料进场管理。主要负责对进场设备资料、机械情况、安全防护装置进行检查；对设备使用期间的维修、保养、运转情况进行管理；配合相关部门做好机械操作特殊工种的培训，检查工作；参与机械设备相关的安全事故的调查分析。

班组长：带领全班组安全作业的模范。主要负责班组内施工人员的生产任务安排，应根据施工人员身体情况合理分配生产任务，

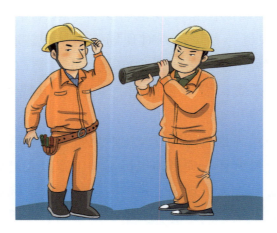

图 4-9　现场施工人员

有权拒绝施工单位的无理要求及违章作业要求；认真学习安全技术交底，严格执行交底内容，做好岗前培训；发生工伤事故应立即抢救，及时上报并保护现场。

施工人员：工程现场安全施工的实施群体。主要负责现场实际施工内容，服从班组长及施工员管理，拒绝违章作业；认真参与、学习各项交底内容及相关专业知识，施工中保证自身安全，不伤害其他施工人员。

二、安全教育

《中华人民共和国安全生产法》规定建设行业为高危行业。不同于其他高危行业，建筑行业不但风险高、危险源分散，而且施工人员多、流动性高，大幅增加了管理难度，如何控制、减少施工现场伤害事故已是迫在眉睫。从思想上树立安全文明施工是控制、减少现场伤害事故的最核心要素，而安全教育和培训就是加强施工人员安全意识提高的重要方法。施工人员进场及施工期间应该进行哪些安全教育和培训呢？

上岗证书的初审、复审培训。建筑行业作为高危行业，施工人员上岗前应取得相应的上岗证书。施工现场除普工外，如剪刀撑操作、泵车司机、桩基操作工、挖机司机等应取得相应驾驶证，并通过培训后方可进行施工操作；除此以上两种作业人员，特种作业人员是建筑行业中最重要的一部分施工人员。

1. 哪些工种属于特种作业人员

根据应急管理部第30号令《特种作业人员安全技术培训考核管理规定》规定，特种作业人员囊括矿山、冶金、化工等各高危行业，其中与我们建筑行业主要相关的包括以下几个作业。

电工作业：指对电气设备进行运行、维护、安装、检修、改造、施工、调试等作业（不含电力系统进网作业）。主要包括高压

建筑行业人员篇

电工作业、低压电工作业及防爆电气作业等。

　　焊接与热切割作业：指运用焊接或者热切割方法对材料进行加工的作业（不含《特种设备安全监察条例》规定的有关作业）。主要包括气焊与气割、焊条电弧焊与碳弧气刨、埋弧焊、气体保护焊、等离子弧焊、电渣焊、电子束焊、激光焊、氧熔剂切割、激光切割等离子切割、电阻焊、气压焊、爆炸焊、摩擦焊、冷压焊、超声波焊锻焊、火焰钎焊作业、电阻钎焊作业、感应钎焊作业、浸渍钎焊作业、炉中钎焊作业，不包括烙铁钎焊作业等。

　　高处作业：指专门或经常在坠落高度基准面2米及以上有可能坠落的高处进行的作业。主要包括在高处从事脚手架、跨越架架设或拆除的作业；高处安装、维护、拆除作业指在高处从事安装、维护拆除的作业。

　　制冷与空调作业：指对大中型制冷与空调设备运行操作、安装与修理的作业。制冷与空调设备运行操作作业指对各类生产经营企业和事业等单位的大中型制冷与空调设备运行操作的作业。

　　起重机械（含电梯）作业：主要包含起重机械（含电梯）司机、司索工、信号指挥工、安装与维修工。

　　经国家安全生产监督管理局批准的其他作业。

　　特种作业人员需要年满18周岁，且不超过国家法定退休年龄；经社区或者县级以上医疗机构体检健康合格，并无妨碍从事相应特种作业的器质性心脏病、癫痫病、梅尼埃病、眩晕症、癔症、帕金森病、精神病、痴呆症以及其他疾病和生理缺陷；具有初中及以上文化程度；具备必要的安全技术知识与技能；相应特种作业规定的其他条件。

2. 三级安全教育

三级安全教育是新进场施工人员，进场后经历的第一次安全交底，也是必备过程。三级安全教育指由施工企业公司级别、施工单位项目部、施工班组或岗位三个层次的安全教育。经过施工企业三级安全教育后还需要施工人员通过相应的考核后才可以获得进入现场施工的资格。作为施工人员必须认真学习三级教育内容，因为这是保障工人生命安全的最可靠手段。通过安全三级教育可以让每个施工人员了解国家及地方的安全管理标准，清楚自身工作的危险性，提高安全意识，才能更好地保护自身安全。

三级教育主要内容。

公司教育内容：公司层面主要是让施工人员了解国家、地方的相关安全生产政策、法规、标准、规范、规程和本企业内部的安全规章制度等。

项目经理部教育内容：项目经理部层面主要是让施工人员了解本工地内部的安全制度、施工现场环境、工程施工情况、特点及可能存在的不安全因素等。

施工班组教育内容：班组层面一般由施工班组长进行，主要针对实际工种的具体操作规程、易产生的安全事故、劳动纪律等。

3. 岗前教育

岗前教育是施工单位安全、技术人员对施工人员从事一项新岗位或施工操作前进行的具有针对性的安全教育。主要包括施工内容概述、施工方案、施工注意事项、具体现场操作规范等。对单个岗位或工种具有一定针对性，目的是让施工人员对下阶段的工作内容、注意事项有一定的了解。

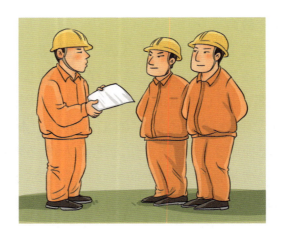

图 4-10　岗前培训

4. 班前教育

班前教育一般是班组长及施工管理人员在施工人员每日生产活动开始前进行的一项具体的安全教育。其交底内容通常针对当天的具体施工内容，提醒施工人员当日施工内容中的常见危险源及预防措施，查看施工人员防护设备穿戴情况、当天身体健康情况及相关操作手续的完整情况。通常项目会采取晨会或特殊工程开工前口头交底的形式，虽然有些固定工种每日施工内容相似，班前教育内容也相同，但施工人员为了自身安全应该认真听讲、牢记在心。因为班前教育针对性最强，是所有安全教育中最直接的、最有效的、最实用的。

5. 日常教育

安全教育必须坚持不懈，经常不定期的日常教育是提高施工人员安全思想、安全态度的重要方法。日常教育的形式多样，可以是安全生产会议、安全活动日、事故现场会、安全生产招贴画等宣传形式。主要进行施工现场常见的安全隐患、现场管理制度的教育、现场安全操作规程的宣贯；也可以是近期施工过程中安全检查发现的安全问题、施工人员的不文明行为、专业性施工工种安全教育的普及等。

6. 年度继续教育

年度继续教育可以由施工企业、政府相关单位或有资质的专业培训机构进行。年度继续教育是企业安全教育的重要组成部分，开展形式多样，可以是安全知识讲座、座谈会、经验交流会等会议形式，也可以采用消防演习、应急演练、安全操作方法演示等操作观摩形式。旨在增加项目所有参建人员安全意识。

第五章

典型行业突发事件案例分析

第一节　坍塌

1. 案例事件

2008年11月15日下午3：15，杭州市地铁1号线湘湖站工段施工工地突发地面塌陷。塌方现场长120米、宽21米、深16米；公路塌方长50米、宽20米、深2米；正在路面行驶的多辆车陷入深坑，多名地铁工地施工人员被困地下；工地结构性坍塌造成自来水钢管断裂，大量水涌出淹没事故现场。造成21人死亡，24人受伤。直接经济损失4961万元。

调查组查明，杭州地铁湘湖站北2基坑坍塌，是由于参与项目建设及管理的中国中铁股份有限公司所属中铁四局集团第六工程有限公司，安徽中铁四局设计研究院，浙江大合建设工程检测有限公司，浙江省地矿勘察院，北京城建设计研究总院有限责任公司，上海同济工程项目管理咨询有限公司，杭州地铁集团有限公司等有关方面工作中存在一些严重缺陷和问题，没有得到应有重视和积极防范整改，多方面因素综合作用最终导致了事故的发生，是一起重大责任事故。

2. 案例分析

事故直接原因：是施工单位中铁四局集团第六工程有限公司违规施工、冒险作业、基坑严重超挖；支撑体系存在严重缺陷且钢管支撑架设不及时；垫层未及时浇筑。监测单位安徽中铁四局设计研究院施工监测失效，没有采取有效补救措施。

3. 如何预防

随着地铁建设的不断深入，地铁深基坑建设的技术风险控制工作已经引起工程界的高度重视，理论研究和实践探索都在不断深入，以下为加强地铁深基坑建设安全技术防范工作的几点意见：

（1）加强工程风险管理与技术风险控制。切实加强地铁规划、勘察、设计和施工管理；加强选择基坑施工方案的技术论证；确保施工质量，严格按照规范以及要求进行施工；加强现场监测与远程监控，实现信息化动态施工；建立畅通的重大风险处理机制，保障人、财、物供应的快速通道。

（2）同时在建地铁工程必须遵循的三点原则。基坑的开挖必须分层、分段，且开挖时间不宜过长，每次分层开挖控制在 3 米，分

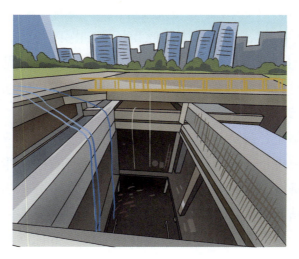

图 5-1　地铁基坑

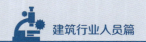
建筑行业人员篇

段开挖保证在 15～20 米；基坑必须先支撑后开挖，并把握好支撑的细节，基坑的变形要求在受控的状态；注意在雨天环境下基坑及时排水，完工后，要立即加固混凝土，确保基坑不变形。

第二节　尘肺

1. 案例事件

十几年前，安徽省六安市裕安区西河口等乡镇的 2 000 多名农民结伴到海南打工。2005 年 5 月，经安徽省疾病控制中心鉴定，这批打工者有 65 人被确诊患上尘肺病，其中三期 16 人，二期 32 人，一期 17 人。目前，已有 19 人死亡。有待确诊的疑似患者有 40 多人。在西河口乡，有的家庭是弟兄几个同时得尘肺病。目前已是尘肺病三期的陆 GN 是田 SY 老人的二儿子，他到海南不久，三弟陆 GQ 和堂弟陆 GP 也赶过去了。当时，陆 GQ 17 岁，陆 GP 18 岁。1998 年，三兄弟因为咳得厉害到医院检查，医生说是肺结核，但经过多次治疗，无论怎样吃药打针就是不见好转。2000 年，三人同时被诊断为尘肺病。2002 年 12 月，31 岁的陆 GQ 病故；2005 年 1 月 5 日，35 岁的陆 GP 离开人世。西河口人在金矿大多从事井下风钻工、破碎工等接触粉尘的工作。矿主吴 YM 采取国家禁止的干风钻掘进方式，未向他们提供任何有效的防尘护具，加之没有通风设备，工作时坑道内粉尘弥漫，环境十分恶劣。农民工们说：只要风钻一开，不到 1 米高的坑道对面看不见人，下班从坑道里爬出来，一个个灰头土脸的，连吐出来的痰都像沙石水一样。另据西河口乡的不完全统计：1992 年以来，该乡从事过井下金矿作业的有 591 人，其中累计从事井下作业两年以上的 286 人，1～2 年的 121 人；浔河村和官塘村分别达到了 196 人和 181 人。这中间到底有多少农民工患上尘肺病，尽管由于他们中的不少人还在外地打工，确切数字至今无从得知，但有一点可以肯定：这些人中，随时会有新的尘肺患者出现。

2. 案例分析

工作环境的卫生条件直接影响着工作人员的身体健康，但是一定的严格卫生条件也同时会在工业生产上产生一定的制约性，这就需要以辩证的思维去看待，在能够保证标准生产量的同时必须要重视工业卫生环境的建设，要做到以人为本的安全生产理念。

如何预防：我们可以确认粉尘才是危害矿工的主要因素，我们就要通过防止粉尘来预防尘肺病的发生。具体可以要求矿工进行作业时（尤其是在井下一线），通过佩戴防尘口罩、防尘安全帽、隔绝式压风呼吸器、防尘服等等来预防尘肺病的发生。

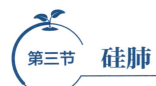

第三节　硅肺

1. 案例事件

2004 年 5 月 6 日晚，中央电视台"焦点访谈"栏目播出温州市龙湾区陶瓷制品加工企业硅肺事件，陶瓷制品加工企业中造成数十名工人患硅肺。

1993 年泰顺县 496 名职工承包沈阳至本溪高速公路吴家岭隧道的南北段工程，因工作场所无任何防护措施，致使 196 名职工患尘肺（已死亡 10 人），年龄最小的 22 岁，工龄最短的为 1 个月。

2005年泰顺县某叶蜡石矿455名工人体检发现约有90名硅肺病人。

2. 案例分析

发病的原因有以下几方面：

（1）作业环境：该厂无有效的通风除尘设施，车间生产环境粉尘浓度远远超过国家职业卫生标准限值，包装手工操作，无有效个人防护用品。

（2）粉尘特征：岩石游离二氧化硅含量极高。

（3）职业健康体检不落实：劳动者出现症状未及时治疗和脱离工作岗位，导致病情加重。应从以下几方面做好预防措施：

1）湿式作业：采用湿式碾磨石英、耐火材料，矿山湿式凿岩、井下运输喷雾洒水。

2）密闭、抽风、除尘：对不能采取湿式作业的场所，应采用密闭抽风除尘办法，防止粉尘飞扬。

3）接尘工人健康检查：包括就业前和定期健康检查，脱离粉尘作业时还应做脱尘作业检查。

4）个人防护：佩戴防尘护具，如防尘安全帽、送风头盔、送风口罩等。

第四节 苯中毒

1. 案例事件

2001年7月12日17:00左右，某建筑工地防水工史某（男，29岁）与班长（男，46岁）2人在未佩戴任何防护用品的情况下进入一个 7 米 ×4 米 ×8 米的地下坑内，在坑的东侧底部 2 米，面积约为 2 米 ×2 米的小池进行防水作业，另一名工人马某在地面守候。19 时许，班长晕倒在防水作业池内，史某奋力将班长推到池口后便失去知觉倒在池底。马某见状，迅速报告公司负责人。约 20：00，经向坑内吹氧，抢救人员陆续将 2 名中毒人员救至地面。经急救中心医生现场诊断，史某已死亡。班长经救治脱离危险。

2. 案例分析

对该地下坑防水池底部、中部、池口空气进行监测分析，并对施工现场使用的 L-401 胶黏剂和 JS 复合防水涂料进行了定性定量分析。发现 L-401 胶黏剂桶口饱和气中，苯占 58.5%、甲苯占 8.3%。JS 复合防水涂料中醋酸乙烯酯占 78.1%。事故现场经吹氧后 2 小时，防水池底部空气中苯浓度范围仍达 17.9～36.8 毫克 / 立方米，平均 23.9 毫克 / 立方米，其他部位均可检出一定量的苯。估计事发时现场空气中苯的浓度可能会更高。

3. 如何预防

急性吸入性苯中毒需在特定环境条件下，以苯挥发形成的蒸气由呼吸道侵入人体。其特点为时间短，中毒急骤，病情危重常以损害心脏、肝脏、肾脏和中枢神经系统为主。

防止苯中毒应注意的事项：

作为企业，在使用含苯（包括甲苯、二甲苯）化学品时，应通过下列方法，消除、减少和控制工作场所化学品产生的危害；选用无毒或低毒的化学替代品。选用可将危害消除或减少到最低程度的技术。采用能消除或降低危害的工程控制措施（如隔离、密封等）。采用能减少或消除危害的作业制度和作业时间。采取其他的劳动安全卫生措施。对接触苯（甲苯、二甲苯）的工作场所应定期进行检测和评估，对检测和评估结果应建立档案。作业人员接触的化学品浓度不得高于国家规定的标准；暂时没有规定的，使用车间应在保

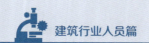

证安全作业的情况下进行。在工作场所应设有急救设施，并提供应急处理的方法。使用单位应将化学品的有关安全卫生资料向职工公开，教育职工识别安全标签、了解安全技术说明书、掌握必要的应急处理方法和自救措施，并经常对职工进行工作场所安全使用化学品的教育和培训。

第五节 高温中暑

1. 案例事件

案例1

某铸造企业采用电炉熔炼，造型、浇铸工作由两班人员分别进行作业，因受市场影响，产量下降，企业决定将造型班、浇铸班合并，造型人员既要造型又要浇铸。某日天气预报报告气温37摄氏度，当第三炉熔炼结束，浇铸完成后，有数名造型工人出现头昏、心慌、恶心等中暑前兆，经送医院紧急医治恢复正常。

案例2

某带钢有限公司带钢生产流水线上，在夏季高温季节时，公司采取每班由两批工人每隔2小时轮流进行作业的方式进行生产。某日，流水线上一名工人有急事请假离厂，与他轮班的工人未让车间安排的顶岗工人前来作业，其在连续工作数小时后，出现头昏、恶心等症状，因发现及时，采取措施后逐渐恢复正常。

2. 案例分析

高温可使作业工人感到热、头晕、心慌、烦渴、无力、疲倦等不适，可出现一系列生理功能的改变，主要表现在体温调节障碍，由于体内蓄热，体温升高；大量水盐丧失，可引起水盐代谢平衡紊乱，导致体内酸碱平衡和渗透压失调；心率脉搏加快，皮肤血管扩张及血管紧张度增加，加重心脏负担，血压下降。但重体力劳动时，血压也可能增高；唾液、胃液分泌减少，胃液酸度减低，淀粉酶活性下降，胃肠蠕动减慢，造成消化不良和其他胃肠道疾病增加。

高温条件下若水盐供应不足可使尿浓缩，增加肾脏负担，有时可见到肾功能不全，尿中出现蛋白、红细胞等；神经系统可出现中枢神经系统抑制，注意力和肌肉的工作能力、动作的准确性和协调性及反应速度的降低等。

3. 如何预防

首先应合理设计工艺流程，改进生产设备和操作方法，如：轧钢、铸造等生产自动化可使工人远离热源；隔热，将产生热源物体进行隔离等；通风降温，方式有自然通风和机械通风两种形式；保健措施：正确喝水、夏日要睡好、合理饮食等；个体防护：如使用耐热工作服等；合理的作业组织方式，如轮班作业、避高温作业等。

第六节　手臂振动病

1. 案例事件

案例 1

患者，男性，57 岁，因"双手变白、疼痛 30 年，关节变形 20 年"入院。患者 30 年前遇冷或用力后出现双手变白，由手指远端向近端发展，十指均受累，范围可达手掌根部，界限较分明，伴手麻、手胀，感觉迟钝，关节疼痛，右手较严重，脱离寒冷环境半小时后可逐渐恢复常色。20年前逐渐出现双手关节肿胀、变形，握力下降，右手较严重。患者多年来先后就诊于数家医院，均考虑为"类风湿关节炎、骨关节炎"，予对症止痛治疗，症状无明显好转。职业史及个人史：1981年1月—1987年1月在河北省某铁矿从事凿岩工作，用双手操作过凿岩机、风镐、风钻等工具，右利手，每天接触振动工具3~4小时，每周工作6天（因时间久远，无法获得现场职业危害检测资料）。否认吸烟史。

案例2

患者，男性，40岁，因"双手遇冷变白、变紫、疼痛4年"入院。患者4年前双手遇冷后变白、变紫，伴手指麻木、疼痛，先后就诊于多家医院，诊断为"雷诺现象、血管闭塞"，予血塞通等药物治疗效果欠佳。2年前患者右手中指指尖疼痛加重，出现皮肤溃破、指甲脱落，无法愈合，于某医院介入血管科行胸部交感神经节灭活术，术后上述症状无明显改善。

职业史及个人史：于1997—2017年，在某过滤器公司从事抛光作业工作，右手使用抛光打磨工具，每天接触5~6小时，每周工作5天，戴普通手套防护（职业病危害因素评价报告显示，抛光间手持砂轮打磨操作位4小时等能量频率计权加速度为3.07米/秒^2）。吸烟20包/年，未戒烟。

2. 案例分析

手传振动4小时等能量频率计权振动加速度限值5米/秒^2。手传振动是指生产中使用手持振动工具或接触受振工件时，直接作用或传递到人手臂的机械振动或冲击。实际接触振动的时间越长，振动的危害越大。振动、寒冷、噪声等环境因素的作用也会有不同程度的危害。危害因素分类：物理因素类。侵入途径：身体四肢。

危害影响：对人体是全身性的影响，长期接触较强的局部振动，可以引起外周和中枢神经系统的功能改变；自主神经功能紊乱；外周循环功能改变，外周血管发生痉挛，出现典型的雷诺现象。典型临床表现为振动性白指（vibration-induced white finger，VWF）。具体表现为手麻、手胀、手痛、手掌多汗、手臂无力和关节疼痛等症状。

3. 如何预防

脱离振动作业，早期进行治疗。加强振动预防，从工艺和技术上消除或减少振动源，限制接触振动的强度和时间，改善环境和作业条件，加强个人防护和健康检查，使用设备时必须戴防护手套。手臂振动病尚无特效疗法，治疗和恢复均较困难，早期发现，早期处理是本病的重要治疗原则。一旦发现疑似职业性手臂振动病病例，应及时调离手传振动作业岗位，根据病情需要进行综合治疗，包括应用扩张血管及营养神经的中西医药物治疗，并可联合应用物理疗法和运动疗法等；同时注意戒烟、手部和全身保暖、运动锻炼。

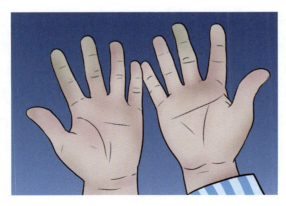

图 5-2　振动病手指发白

第七节 接触性皮炎

1. 案例事件

这里介绍接触性皮炎的一种——职业性光接触性皮炎。本病是指在职业活动中，接触光敏物（如煤焦沥青、煤焦油、氯丙嗪及其中间体等），并受到日光（紫外线）照射而引起的皮肤炎症性病变。

常见的职业性光毒性物质有：煤焦沥青、煤焦油、吖啶、蒽、菲、补骨脂素类、苯绕蒽酮、蒽醌基染料、氯丙嗪、卤化水杨酰苯胺、氨苯磺胺、异丙嗪、呋喃香豆素等。某些光敏物可以既具有光毒作用又具有光致敏作用，在临床表现难以区分时，不强求分型，可统称为职业性光接触性皮炎，并按职业性光变应性接触性皮炎处理。

2006年9月1日21：30，某铁路装卸队经营部6名工人从有盖车间内将61吨有包装的煤焦沥青搬运、装卸到卡车，由卡车驾驶员运往我县某冶炼公司，持续装卸时间3～4小时。该班6名工人进入车间作业约10分钟，当时有轻度头晕；作业期间戴帆布手套，工作结束后都进行了淋浴。9月2日上午约10：00，该班6名工人基本在同一时间自觉颈部、面部和眼睑不适、微痒，继之出现烧灼样疼痛，畏光、流泪。9月3日病情加重，颈部、面部出现红斑伴有刺痒，皮损表面有如大头针帽大小不等的浆液性水疱，接触日光、温热水时烧灼样疼痛加剧；于9月4日上午9：00该班6名工人全部到医院住院治疗观察。

2. 案例分析

5班作业场所为有盖车间，空气不对流，搬运和装卸过程中，煤焦沥青包装简陋，甚至包装撕裂，粉尘飞扬；工人在搬运、装卸煤焦沥青期间未佩戴有效的个体防护用品和未涂抹防护药膏；在搬运和装卸该产品时阳光强烈，最高气温为31摄氏度，最低气温19摄氏度，紫外线4度，日照时间12小时。两班作业时间3～4小时，从接触到发病时间分别为5班11～12小时、9班4～5小时。根据作业场所情况和气象条件，结合临床表现，在排除非职业性引起的皮肤病外，可诊断为职业性光接触性皮炎。

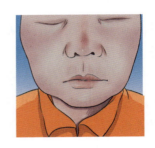

图 5-3　接触性皮炎患者面部

治疗原则：寻找病因，脱离接触物；积极对症处理；全身治疗：视病情轻重，采用抗组胺药物治疗；局部治疗：可按急性、亚急性和慢性皮炎的治疗原则处理。

接触性皮炎的临床表现：接触性皮炎的临床表现为湿疹样病变，可为急性、亚急性或慢性，症状可轻可重，面积可大可小。临床症状的轻重与接触物质的性质、浓度、接触时间的长短、接触的方式以及机体的敏感程度均有关系。如果接触物的刺激性大、浓度高、接触时间长、机体的敏感性又高，症状则比较严重，且呈急性改变；若接触物的刺激性小、浓度低、接触时间短、机体敏感性较低，则临床症状轻。接触性皮炎有以下特点：

（1）有明确的接触史，所接触的物质具有刺激性或抗原性。

（2）从接触到发生皮炎，短则数分钟、数小时，长则数日。接触物的刺激性愈大，则潜伏期愈短。

（3）皮炎的部位与接触部位基本一致，境界清楚。由于头、面、颈部及双手等处在身体暴露部位，接触外界物质的机会较多，

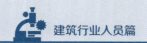 建筑行业人员篇

这些部位发生接触性皮炎的机会也多。

（4）临床上呈急性皮炎改变，有红斑、肿胀、水疱、糜烂、渗液、结痂，甚至化脓性感染。毛发部位继发感染的机会较多，引流区淋巴结可有肿大、压痛。

（5）病程有自限性。因刺激物引起者在去除刺激物后，症状大多能逐渐减轻，治疗后1周左右可痊愈；因过敏引起者，病程较长，易反复。

接触性皮炎的治疗。

急性期：红肿明显选用炉甘石洗剂外搽，渗出多时用3%硼酸溶液湿敷。

亚急性期：有少量渗出时用湿敷剂或糖皮质激素糊剂，氧化锌油；无渗液时用糖皮质激素霜剂等。有感染时加用抗生素，如新霉素、莫匹罗星。

慢性期：选用软膏。

第八节　电光性皮炎

1. 案例事件

2名患者均为男性，年龄分别为41岁和43岁，因颜面部片状红斑、边缘轻度的色素沉着，少量糠状脱屑，伴有轻度的瘙痒及刺痛感，反复发作5个月，在首诊以面部皮炎给以抗炎对症治疗4个月，未治愈，多次复发，经人建议转院治疗。详细询问患者的职业为电焊工，发病前持续电焊操作，持续时间较长且防护措施不当。经给以抗组胺治疗及患处雷夫诺尔湿敷处理后，很快痊愈。叮

嘱患者脱离电焊工作数日，且工作时要加强防护。电话随访半年未复发。

2. 案例分析

职业性电光性皮炎多由紫外线辐射所致。人体接触过量的人工紫外线辐射后，于数小时内，即可在暴露部位发生晒斑样反应，其致病因素主要为中波紫外线（波长 290～320 纳米）。本病常见于电焊工、水银石英灯的工人、实验室工作人员和医务人员等。一般是在无适当防护措施或防护不严的情况下发病。在诊断时要根据职业接触史、发病部位、临床表现、有无防护措施及作业环境调查等综合分析，排除非职业因素引起的类似皮炎及职业性接触性皮炎，方可诊断。尤其是在病情发生反复的时候，更要注意详细询问患者的职业接触史，以免耽误治疗。本病需要与非职业性因素引起的类似皮炎，如日晒、外源性光感性皮炎、接触性皮炎、烟草酸缺乏症等鉴别。治疗电光性皮炎，除按一般皮炎的治疗原则外，日后加强防护更是预防复发的重要因素。卫生监督部门也应该加大监督监管力度，保护劳动者的身体健康。如何防治：治疗原则按一般急性皮炎的治疗原则，根据病情对症治疗。一般处理方式：①轻者暂时避免接触数天，适当安排其他工作；重者适当休息。②治愈后，在加强防护条件下可以从事原工作。

第九节 电光性眼炎

1. 案例事件

7月8日，一家歌舞厅出现因使用紫外线杀菌灯不当而引起3

例电光性眼炎和接触性皮炎的事故，现将调查情况报告如下。7月8日19时许，从业人员詹某将紫外线杀菌灯当作照明灯使用于水果拼盘制作间，在开启的紫外线杀菌灯下，从业人员詹某、李某和张某陆续进入制作间内进行操作，每人有1.5～2小时接受紫外线灯射线的照射，次日上午出现眼痛、流泪、畏光、角膜充血和脸部、颈部、左右手上肢的皮肤潮红、肿胀、烧灼感等症状，当时正是"红眼病"的流行期，他们认为是感染上"红眼病"了，也就没有及时到医院就诊治疗，待当晚上班相互一了解，方得知在水果拼盘制作间内参加操作过的3名从业人员均出现上述症状，并报告市卫生防疫站。

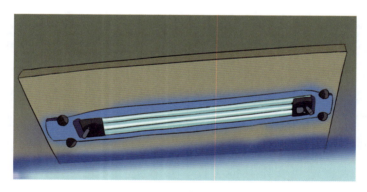

图 5-4　紫外线杀菌灯照射

2. 案例分析

经现场卫生学调查表明，这次事故是从业人员对紫外线杀菌灯的使用范围缺乏了解，使用紫外线杀菌灯不当是造成这起电光性眼炎和接触性皮炎事故的主要原因，经口服镇静、止痛、维生素C和外用软膏，以及并用地卡因眼药水等，在上述治疗3～5天后痊愈，1周后皮肤无色素沉着，正确使用紫外线杀菌灯后，再无新的病例发生。

3. 如何防治

法定职业病电光性眼炎治疗原则：暂时脱离紫外线作业。急性发作期间，应采用局部止痛，防止感染治疗，辅助促进角膜上皮修复治疗。其他处理。

法定职业病电光性眼炎观察对象应观察病情24小时。急性电光性眼炎，脱离接触紫外线作业或休息1～2天，重者可适当延长（不超过1周）。

法定职业病电光性眼炎临床表现：眼睑红肿，结膜充血水肿，异物感和剧烈疼痛，症状怕光，流泪，睁不开眼睛，发病期间视力模糊。刚开始电光性眼炎无症状，症状一般在照射后3～8小时后发作。

法定职业病电光性眼炎发生时，应立即就诊，通知医生接触过电焊、紫外线照射等，医生根据病情进行诊断。另外，要注意闭上眼睛休息，避免强光照射眼睛，不要看手机和电脑的画面等，最好戴防紫外线的太阳眼镜。戴隐形眼镜时，必须立即摘除，减少角膜刺激和感染的机会。

第十节 机械性损伤

1. 案例事件

案例1

2011年8月，泰山盐化工公司聚氯乙烯厂干燥工段的星形下料器声音异常（此星形加料器和提取车间干燥工序的星形下料器类似），怀疑设备内产生塑化片，需要清理。维修工万某在设备未停电的情况下，手指伸入侧面的小孔中清理塑化片，食指被切断前段两节。因操作违规，万某不但失去两节手指，并被公司安监处罚款1 000元。

案例2

2006年11月，肥城一藤化工厂，一工人巡检时发现正在运转的绞龙内有一异物，在未断电的情况下试图用右手去取异物，结果右臂被卷进绞龙，造成右臂截肢。

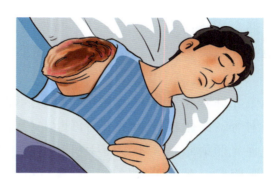

图5-5　被绞龙绞去手臂的工人

2. 案例分析

从这两个案例来看，在设备运转的情况下人就去伸手触碰设备，是当事人安全意识淡薄，不了解机械性能所致。

3. 如何预防

在操作运转设备、接触化学品的时候应注意力集中，严格规范操作。在发生突发情况时，头脑冷静，先确保自身安全的同时再进行施救，否则一切措施都是南辕北辙。

第十一节 电击伤

1. 案例事件

1998年7月20日,三门某船舶修造厂船坞内,一艘由股份合作建造的钢质渔船正在修理。条石和枕木把整个船体高高垫起,距离地面约0.8米。船的甲板上放着两台破旧得不能再破旧的交流弧焊机,由同一把电源闸刀供电。两台焊机的电源接线桩均已损坏,电源线直接接入焊机内部线圈绕组的出线端;两台焊机的输出电缆线均多处破损,两条接地回线接在船舷的同一点。焊机及船体无其他接地或接零措施。在船尾部立着一根镀锌钢管和一根发锈的40×4角钢,一端靠在船体上,另一端插入地面,用于支撑准备对船体进行去锈油漆的踏板。焊接现场距离变压器20米。7:30,无证焊工许某像往常一样利用其中一台焊机在甲板上对船体进行焊接作业,股东之一的李某,在船尾准备去锈作业,当他的手握住靠在船尾的角钢时,当即触电,后退几步后,倒在甲板,经现场抢救无效而死亡。在此前,也有人在触及角钢时,感到有电麻,但都被认为是感应电而忽视。

2. 案例分析

经现场勘察和测试分析,认为这完全是一起电焊机空载电压引起的触电事故。经测试,这两台焊机虽然破旧了一点,但未发现初级电压转移和绝缘降低现象,输出空载电压也在许可范围内,其中一台为55伏,另一台为70伏。一般情况下,如此低的电压值虽然能使人触电,但不至于立即死亡,然而李某的死亡到底是什么原因呢?

首先要注意焊机输出电源的特殊性。焊机输出电源与普通照明、动力用电源两者是有本质区别的，焊机输出电源的电压与输出电流之间存在一个陡降的外特性关系，即在焊接引弧时，输出的电压即空载电压较高，而电流较小；当电弧燃烧稳定时，输出电压迅速降低，而电流急剧增大。也就是说，在焊接条件形成时，输出的电源是低电压高电流，输出电压与输出电流成反比关系。输出电压的大小是由电弧长度（即负载电阻）决定的，电弧长输出电压就高；电弧短输出电压就低；焊条与焊件相碰短路时，电压趋于零，而电流最大。对于我们常用的照明或动力用电源，它所输出的特性是一个水平外特性，即不论输出的电流大或小，输出电压基本上是不变。也就是说，焊机"空载电压"与照明动力用的"普通电压"虽然数值相同，但对人体的伤害程度是完全不同的。一般情况下，交流弧焊机的空载电压不超过85伏，电弧形成后，它的输出电压只有30伏左右，似乎在"安全电压"范围内，但它输出的电流强度是很大的，通常要大于100安。众所周知，对于低电压的电源系统，它对人体的伤害大都是以电击方式，而造成电击伤害的主要因素是电流。在焊接系统中，只要有空载电压存在，回路能形成，致人死亡的罪魁祸首——强大电流就会出现。也就是说，在焊接过程中一旦被空载电压触电，就更容易引起死亡。

其次，由于两台焊机的接地回线都搭接在船舷上，根据交流弧焊机的特点，输出端两接线桩的电位是相等的，所以焊机一旦开启，整个船体都带有55～70伏的电位。由于船体被条石和枕木垫起（无其他接地装置），所以这一电位不会导向大地。靠在船尾的钢管和角钢，虽然一头插入地面，但它与船体相靠的接触点，由于油漆和铁锈等因素存在，电阻值很大，二者之间没有构成通路，因此，船体上所具有的55～70伏电位始终无法导向大地。死者李某，当时脚穿拖鞋，手握角钢，加上夏季人体汗液较多，人体表面电阻下降，这样船体上的电位很快就通过人体和角钢导向大地，为"隐性焊接"状态创造了条件。

另外，由于焊接现场距离变压器只有20米，所以在焊机－船体－人体－角钢－大地－变压器接地体之间就构成了一条良好的导电回路。人体变成了电路，且是脚－手的危路径。导电回路构成后，这一系统就相当处于一种"隐性焊接"状态，这时，在空载电压的作用下，在回路中就有电流流过。这一电流虽然没有理想焊接状态下那么大，但它也是一个不小的数值。经测试，这一电流会随着大地导电阻值（与焊接地点到变压器接地体的距离以及大地电阻率等因素有关）的增大而减少。在事故现场，由于地面是海涂，大地导电性能相当好，在上述的导电回路中，经过人体的最小电流要达到焊机工作电流的10%，也就是说焊机工作电流为150安，这一电流远远超过了数百毫安还可以抢救的致命电流而致人当场死亡。

3. 如何预防

对于上述焊接电流，我们在离变压器接地体较近的焊接实践中，也可以体会到，有时我们也往往只利用一根焊接电缆线就可直

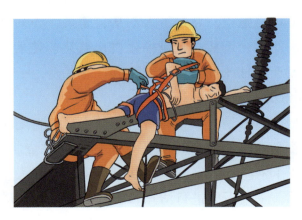

图 5-6　救援电击人员

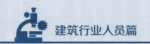

建筑行业人员篇

接对自来水管等接地性能较好的金属构件进行焊接而不需要焊机接地回线，这说明在导电性能较好的大地（如沿海地区、变压器旁）系统中，其焊接回路不但能形成，而且在回路中的电流也是相当大的，这一点，应引起我们的高度重视，这也是造成这起事故的主要原因。

第十二节 一氧化碳中毒

1. 案例事件

2016年4月4日11:30左右，济宁市曲阜市八宝山氧化钙厂发生一起一氧化碳中毒窒息较大事故，事故共造成4人中毒死亡。该企业为私营企业，现有职工10人，于2004年7月22日注册，2016年3月22日换发营业执照，主要从事用石灰石烧制氧化钙，进行销售。事故发生时，企业处于封炉停产状态。4月4日上午11:30左右，工人刘某沿石灰输送通道去窑底清理时，发生中毒窒息，其他人员盲目施救，导致工人刘某、姜某、娄某、娄某相继发生中毒窒息，刘某、姜某2人当场死亡，娄某、娄某2人重伤，经医院抢救无效于4月5日凌晨相继死亡。

2. 案例分析

事故的直接原因是：该企业石灰窑处于窑口封闭状态，成品料输送传动装置位于窑口底部，靠传送带向上传输烧制后的氧化钙，由于底部形成了密闭受限空间，烧制过程中产生的大量一氧化碳气体聚集在底部，工人下去进行清扫，吸入超量一氧化碳气体造成中毒死亡；间接原因是：石灰窑底部设计无通风换气设施，现场操作人员在不具备安全条件下违章操作，擅自进入窑底进行清除；企业安全管理混乱，未对员工进行安全培训，未能及时消除存在的事故隐患。

第十三节 苯致白血病

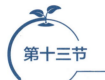

1. 事件案例

患者，女性，33 岁，某油漆厂工人。因头晕、乏力 9 年于 2001 年 9 月 13 日入院，1987 年 8 月至 1988 年 8 月在氨基树脂车间从事制漆工作，接触苯、二甲苯、丁醇、甲醛等生产原料，工作时人工将生产原料投入桶中，搅拌加温至 200 摄氏度，出锅冷却过漆，人工分装．每天工作 8 小时，车间约 400 平方米，有 1 个排风扇，无个人防护，同工种 40 人，4 人白细胞减少、贫血，测定工作环境空气中苯浓度为 135 毫克/立方米、二甲苯为 82 毫克/立方米。

2. 案例分析与防治

其主要治疗方法有以下几种：化学疗法、放射疗法、靶向疗法、中药疗法。一些高危患者，需要进行骨髓移植。职业病防治监管不足、执法偏软，在现实中并不罕见。由于职业病不像生产安全事故，它的危害是隐性而缓慢的，也难以引来舆论聚焦，对此问题不够重视。有些地方为了经济发展，对于一些未经严格把关的职业病危害评价的项目，还降低门槛、放松审核。

建筑行业人员篇

第十四节 工程车辆事故

案例1

2003年10月20日15：00左右，位于县经济开发区的加胜运动器材（浙江）有限公司厂内机动车驾驶员李某，驾驶浙FA0178厂内机动车辆在厂区E幢厂房南侧道路上，由东向西行驶（因道路狭窄，车载板材升起，正向行驶视线被挡），将中密度板材装运去包装部包装。行驶中在道路上为了避让左边一手推车，因没有看见右边一辆手推车，致使机动车辆车轮压住右边手推车，造成车辆倾斜，所装中密度板倒下，压着道路旁绿化带路过的女工段某（女性，25岁），经员工采取措施，搬走压着物，将伤者用车送嘉善县第一人民医院，抢救无效死亡。

案件分析：该公司机动车辆驾驶员李某在行驶中，注意力不集中，没有看清道路上的障碍物（右手推车），车辆轮胎压着手推车，致使车辆倾斜，所载物倒下，压着绿化带内的女工段某，是造成此次事故的直接原因。

案例2

该公司现场管理差，道路上堆放板材和工件，致使通道不畅，影响交通。公司法定代表人蔡某对安全生产工作领导不力，措施不实，没有严格督促、检查、整改本单位的安全生产工作，没有及时消除事故隐患——道路上的障碍物。是造成此次事故主要原因。

案例3

该公司因工作任务重,加班加点,从早晨8:00上班,至晚上12:00。出事故前一天,驾驶员李某晚上加班到次日凌晨1:00,致使李某工作劳动时间过长,人极度疲劳,当日精力受影响,是造成此次事故的间接原因。

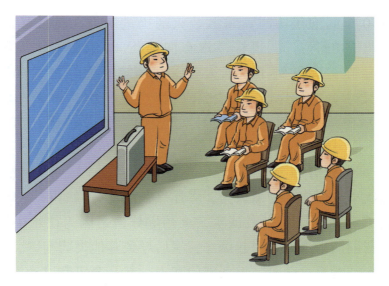

图5-7 安全培训

第十五节 爆炸事故

1. 案例事件

1983年5月26日16:35,某省钢厂发生火药爆炸事故,死亡6人,受伤2人,直接经济损失21万元。该厂北山库存有

1976年4月修人防工程剩下的炸药，保卫科卢某提出要进行处理，并请示主管保卫工作的副厂长，副厂长表示同其他领导商量后再定。5月23日，他将销毁炸药一事请示厂长和两位书记，都同意把炸药拉回厂倒在水沟中销毁，5月26日，厂保卫科长进行了部署，吩咐将炸药拉到250和650车间旁边的两个泡子处，让工人5:00下班后扔一半，另一半留待第二天早晨处理。车到250车间泡子边时，将散装火药扔进水里，然后又倒了10桶火药（330千克）。事毕，汽车向前行42米在一水泥预制涵洞上停了车，又卸倒了5桶火药，在倒第6桶时发生爆炸，造成6人死亡，2人受伤，炸毁解放牌汽车一辆，桥涵一座，炸断高压输电线，使车间局部停产5小时，波及范围达方圆300多米。

2. 案例分析

这次事故爆炸物为黑火药，爆炸点在汽车右侧地面，爆炸原因为撞击或摩擦。据目击者证实，火药爆炸，是因为往水中倒火药时，火药桶撞击水泥管引起爆炸，然后导致其他火药殉爆。

这次销毁黑火药时，上下部门都未一起开会研究讨论，采取何种防护措施，亦未同安全部门和主管安全工作的副厂长商量，更没有向公安局报告，严重违反了国家有关部门对易燃易爆物品的装卸、运输、销毁的规定，而且从领导到具体执行销毁炸药的人员，均不了解。

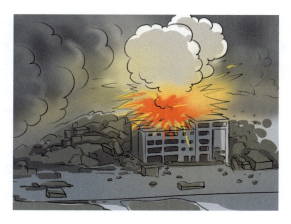

图 5-8 火药爆炸

第十六节 坠落

1. 案例事件

高处不系安全带工作人员把命丧,某年 6 月 12 日上午,某厂脱硝改造工作中,作业人员王某和周某站在空气预热器上部钢结构上进行起重挂钩作业,2 人在挂钩时因失去平衡同时跌落。周某安全带挂在安全绳上,坠落后被悬挂在半空;王某未将安全带挂在安全绳上,从标高 24 米坠落至 5 米的吹灰管道上,抢救无效死亡。

2. 案例分析

第一,高处作业未将安全带挂在安全绳上;

第二,工作负责人不在现场,失去监护。

3. 如何预防

高处作业时,应将安全带挂在安全绳上;工作负责人应始终在现场认真履行监护职责。

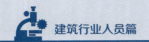

制度规定"在没有脚手架或者在没有栏杆的脚手架上工作,高度超过1.5米时,必须使用安全带,或采取其他可靠的安全措施""安全带的挂钩或绳子应挂在结实牢固的构件上"。

参考文献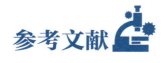

[1] 蔡婷. 建筑施工企业职业病危害调查及防控对策 [J]. 现代国企研究，2018（18）：65.

[2] 蒋韬. 水泥制造企业粉尘职业危害及防尘措施分析 [J]. 四川建材，2018，44（02）：24-25.

[3] 吕旭东. 关于建筑施工作业时噪音问题的解决方法 [J]. 黑龙江科技信息，2016（30）：255.

[4] 张辉. 高温对工人健康状况影响的研究 [J]. 中国城乡企业卫生，2018，33（09）：41-43.

[5] 李婷. 工业生产振动的危害及其控防对策研究 [J]. 中国个体防护装备，2017（02）：48-52.

[6] 杨万宗，胡正海，许红林. 化学毒物危害程度分级标准的应用 [J]. 现代职业安全，2013（06）：104-106.

[7] 谭西顺. 建筑行业职业病危害及预防 [J]. 安全与健康，2004（09S）：50-51.

[8] 毛丽君，史志澄，李树强. 水泥尘肺病例特点分析 [J]. 中国职业医学，2014（006）：670-673.

[9] 王瑞芝. 电焊工尘肺病的发病特征 [J]. 中华劳动卫生职业病杂志，2011，29（7）：525.

[10] 袁伟明，宾平凡，邢鸣鸾，等. 电焊作业环境中职业危害因素检测与防护 [J]. 环境与职业医学，2013，30（004）：258-262.

[11] 马晓丽. 常见刺激性气体的化学性质及其危害 [J]. 科技信息，2010（34）：333.

[12] 王汉斌，安莹波. 急性一氧化碳中毒的诊治与预防 [J]. 中国医刊，2006，41（010）：5-8.

[13] 程春华. 高压氧综合治疗急性苯中毒临床效果探讨 [J]. 中外医疗，

2015（029）：97-98.

[14] 郭中杰. 中暑的院外急救[J]. 家庭医药·就医选药，2003，000（007）：31-32.

[15] 王欢，宋志强. 医源性接触性皮炎[J]. 皮肤科学通报，2020，37（02）：179-184.

[16] 韩宏杰. 电光性眼炎127例临床分析[J]. 中华眼外伤职业眼病杂志，2007，029（04）：309-310.

[17] 俞发荣，李登楼，谢明仁. 苯污染对人类健康影响研究进展[J]. 生态科学，2016，35（02）：195-199.

[18] 中华医学会，中华医学会杂志社，中华医学会全科医学分会，等. 急性上呼吸道感染基层诊疗指南（2018年）[J]. 中华全科医师杂志，2019，18（5）：427-430.

[19] 赵刚. 四肢软组织损伤评估与救治的几个重要问题[J]. 创伤外科杂志，2020，22（1）：5-9.

[20] 郑亦沐，张雁林，关里，等. 2例职业性手臂振动病病例报道[J]. 环境与职业医学，2018，35（10）：949-952.